AF475484

LE

SINUS URO-GÉNITAL

(SON DÉVELOPPEMENT, SES ANOMALIES)

PAR

LE Dr A. ISSAURAT
Membre de la Société d'anthropologie.

PARIS
OCTAVE DOIN, LIBRAIRE-EDITEUR
8, PLACE DE L'ODÉON, 8

1888

LE

SINUS URO-GÉNITAL

(SON DÉVELOPPEMENT, SES ANOMALIES)

PAR

LE Dr A. ISSAURAT
Membre de la Société d'anthropologie.

PARIS
OCTAVE DOIN, LIBRAIRE-ÉDITEUR
8, PLACE DE L'ODÉON, 8

1888

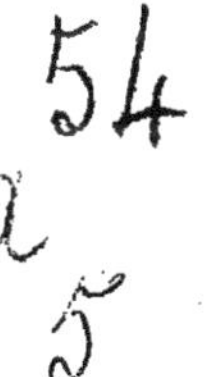

LE
SINUS URO-GÉNITAL

AVANT-PROPOS.

Je suis heureux de pouvoir remercier publiquement M. le professeur MATHIAS DUVAL de la bienveillance avec laquelle il m'a accueilli, de l'honneur qu'il m'a fait en acceptant d'être le président de cette thèse. Qu'il me permette de lui dire ici avec quel orgueil légitime et quel vif plaisir je saisis cette occasion de l'assurer de ma respectueuse reconnaissance.

Ce sentiment m'a aidé, encouragé dans ce travail que j'avais l'ambition de rendre le moins indigne possible de l'illustre Maître à qui j'en devais l'inspiration, et à qui je prends la liberté d'en faire hommage, s'il ne lui déplaît pas trop.

Je manquerais à mes devoirs si je ne reconnaissais hautement que je n'ai jamais fait appel en vain à la bonté, à la complaisance du Dr LABORDE, membre de l'Académie de médecine. Son inépuisable amabilité me faisait penser quelquefois que c'était lui que j'obligeais lorsque je lui demandais de m'être utile.

Qu'il reçoive ici l'expression bien sincère de ma cordiale gratitude.

Je fais violence à la modestie de mon excellent ami, Alexis Julien, en citant son nom et en le remerciant des renseignements précieux que je lui dois sur l'anatomie comparée, science dans laquelle on se plaît à reconnaître sa profonde compétence.

TABLE DES MATIÈRES

CHAPITRE I.

DÉVELOPPEMENT.

1° Cloaque.

Pour comprendre d'une façon nette et précise ce qu'est le sinus uro-génital, il est de toute nécessité de jeter un coup d'œil rapide sur la formation du cloaque, dont le sinus uro-génital n'est qu'une dépendance avant d'être une région isolée et parfaitement limitée.

L'intestin, au début de la vie embryonnaire, se présente sous la forme d'une gouttière dont les deux extrémités se terminent en cul-de-sac. Le cul-de-sac inférieur, dans lequel vient s'aboucher l'allantoïde, qui en émane et qui formera plus tard la vessie, tend à se diriger vers l'extrémité caudale de l'Embryon, alors que, sous cette extrémité caudale, on voit à la surface cutanée une dépression, une involution de l'ectoderme vers l'intérieur.

Par ce travail embryogénique, cette région présente la disposition suivante : en sens opposé l'une de l'autre, deux dépressions, l'une intestinale formée aux dépens du feuillet endodermique, l'autre d'origine ectodermique ; entre elles une lame de mésoderme qui les sépare.

Le mésoderme compris entre ces deux dépressions se résorbe rapidement, les deux feuillets épithéliaux se rencontrent bientôt, s'amincissent et finissent par mettre les cavités en rapport l'une avec l'autre, et l'épithélium cutané se continue avec l'épithélium intestinal. De cette façon s'ouvre à l'extérieur cette cavité commune à l'intestin et à l'allantoïde, que l'on désigne sous le nom de *cloaque*. Ce travail de fusion se fait de très bonne heure, dès le début de la formation allantoïdienne.

Ce conduit ainsi formé ne présente pas un aspect absolument régulier ; ses parois se dilatent latéralement pour constituer des prolongements auxquels leur situation et leur forme a fait donner le nom de *cornes latérales* ; dans ces cornes viennent déboucher les *canaux de Wolff et de Muller*.

En résumé, cette région, ouverte au dehors, dans laquelle viennent se terminer l'intestin, l'allantoïde et les canaux de Wolff et de Muller,porte le nom de cloaque.

2° Sinus uro-génital.

La partie postérieure du cloaque reçoit la partie terminale de l'intestin ; dans sa partie antérieure s'abouchent l'allantoïde et les canaux de Wolff, en dedans desquels s'ouvrent les canaux de Muller ;

c'est cette partie antérieure qui forme le *sinus uro-génital.*

Leur séparation s'effectue vers le milieu du deuxième mois de la vie intra-utérine, par un mécanisme qui n'est pas encore absolument élucidé. Cependant il semble démontré aujourd'hui que la paroi qui divise le cloaque en deux régions est constituée par l'allongement de la lame de tissu qui sépare l'intestin des canaux de Wolff et de Muller et qui porte le nom d'*éperon périnéal.* Cette lame, qui descend verticalement, est reliée aux parois latérales par deux replis partis de ces parois. Ces replis ne sont autre chose que les bords de la gouttière rectale qui s'incurvent en avant et en dedans pour se rejoindre sur la ligne médiane et isoler ainsi complètement la voie génito-urinaire de la voie digestive.

Ce processus de séparation se complète pendant le cours du troisième mois ; à ce moment les deux cavités sont isolées l'une de l'autre par une cloison très mince qui ne s'épaissit que dans le cours du mois suivant pour former le *périnée* définitif. La ligne de soudure des deux replis latéraux est représentée par ce que l'on désigne sous le nom de *raphé périnéal.*

Le sinus uro-génital présente la forme d'un conduit tubulé, obliquement dirigé en bas et en avant, à l'extrémité profonde duquel viennent déboucher le pédicule allantoïdien et, un peu au-dessus de lui, mais en arrière, les canaux de Wolff et de Muller, tandis que l'extrémité inférieure s'ouvre au dehors par une fente antéro-postérieure. Il peut donc être subdivisé, dans son ensemble, en deux régions secondaires : une région supérieure véritablement *uro-génitale*, l'autre inférieure ou *vestibulaire*.

Ainsi constitué, il semblerait, à première vue, subir, au cours de l'évolution fœtale, un arrêt dans son développement, mais cet arrêt n'est qu'apparent, et l'illusion provient de ce que son accroissement, toutes proportions gardées, est relativement bien moindre que celui des organes qui l'entourent. En effet, il mesure, chez un Fœtus humain de trois mois, un peu plus de deux millimètres ; et, alors que les parties avoisinantes s'accroissent d'une façon considérable en doublant de volume presque à chaque mois, il n'augmente, lui, que de quelques dix èmes de millimètre, et mesure, vers le sixième mois, trois millimètres et demi.

3° Bourgeon génital. — Replis génitaux.

Vers le trentième jour de la vie intra-utérine, c'est-à-dire, en revenant sur le chemin déjà parcouru, avant le début du cloisonnement du cloaque, on aperçoit en avant et, par conséquent, au-dessus de cet orifice, un bourgeon formé de deux couches : une superficielle, ectodermique, l'autre profonde, mésodermique, qui donnera, plus tard, à la région, les éléments celluleux, élastiques et vasculaires qui la composent.

Cette éminence appelée *bourgeon génital*(tubercule, renflement ou phallus) acquiert bien vite un développement considérable ; au bout de la sixième semaine, elle présente un volume beaucoup plus grand que celui des bourgeons des membres inférieurs. Cette précoce supériorité qui nous rappelle la place prépondérante occupée en général par les organes génitaux chez les Animaux ne semble-t-elle pas nous indiquer à la fois le rôle important qu'ils joueront et la puissante influence qu'ils exerceront sur la vie entière de tous les êtres, même de ceux qui occupent les degrés supérieurs de l'échelle animale ?

Ce renflement est entouré, à sa base, par un double bourrelet semi-circulaire qui forme les *replis génitaux*. Par la suite ces replis s'accentuent, s'allongent latéralement, dépassent la base du bourgeon génital et viennent circonscrire l'ouverture du sinus uro-génital.

De son côté, le bourgeon génital ne tarde pas à s'allonger et à se soulever. Vers la fin du deuxième mois, il présente l'aspect d'un tubercule conoïde formé par l'accolement en avant de deux saillies oblongues, indépendantes l'une de l'autre, et qui tendent à diverger en arrière ; ce sont les futurs *corps caverneux*. Déjà, à cette époque, ces saillies se composent d'un très riche réseau capillaire qui deviendra plus tard du tissu érectile. Elles sont surmontées par une saillie médiane arrondie qui formera le *gland*.

4° Sillon génital.

L'espace libre, que les replis génitaux laissent entre eux en arrière, présente la forme d'une gouttière profonde, plus ou moins triangulaire, dont la base va se confondre avec l'orifice du sinus uro-génital ; cette gouttière porte le nom de *sillon génital*.

5° Etat dit indifférent.

En résumé, l'orifice du sinus uro-génital nous offre, au troisième mois, la configuration suivante : une ouverture en forme de fente à grand axe antéro-postérieur, limitée sur ses bords latéraux par deux bourrelets saillants qui se soudent par leur portion antérieure et entourent, en ce point, un tubercule érectile.

C'est à cet état des organes chez l'Embryon que les auteurs donnent le nom *d'état indifférent* ; mais cette qualification d'indifférence est-elle absolument et justement fondée ? Nous ne le pensons pas ; car il suffit de jeter un coup d'œil sur la disposition que présentent ces organes à ce moment, pour être frappé de leur ressemblance évidente avec ceux que nous offre plus tard le sexe féminin.

Il serait donc plus exact de dire que l'appareil génital externe du fœtus se développe primitivement sous la forme féminine. En effet, pour justifier cette manière de voir, il suffit de constater, comme nous le verrons par la suite de cette étude, que, pour arriver à l'état féminin parfait, cette partie de l'organisme n'a plus à subir que de légères modifications, tandis que, pour constituer le sexe masculin, ces mêmes organes vont, par un travail compliqué, par une évolution lente, nous présenter des transformations considérables.

Il ne faut pas conclure, comme on a été tenté de le faire, de cette espèce d'arrêt de développement dans les organes génitaux externes de la Femme, à l'infériorité du sexe féminin alors que ceux de l'Homme prennent un nouvel essor. Il ne s'agit ici que des organes externes. Combien plus importants sont les organes génitaux internes. Eh bien, sans parler de la l'importance des fonctions de reproduction chez la Femme (ovulation, conception, gestation, etc.), est-ce qu'elle ne nous présente pas dans ses organes génito-urinaires une division du travail bien autrement complète que chez l'Homme ? Chez elle, l'appareil génital et l'appareil urinaire sont séparés dans toute leur longueur ; que l'un soit compromis, l'autre n'est pas fatalement atteint. Il n'en est pas ainsi chez l'Homme : les conduits excréteurs des appareils génital et urinaire se confondent en un seul dans une bonne partie de leur étendue ; de sorte que, lorsque cette partie vient à être lésée, les deux appareils étant malheureusement solidaires, leur double fonction est plus ou moins compromise. Si l'on voulait à toute force établir une hiérarchie, on pourrait dire, avec raison, que, sous ce rapport, la Femme est supérieure à l'Homme.

Il est vrai que l'appareil génital externe de celui-ci s'éloigne davantage de la disposition embryonnaire que celui de la Femme. Mais les faits de ce genre ne sont pas toujours une marque de supériorité. Ainsi, le crâne des Oiseaux est formé par une capsule osseuse uniforme, dans laquelle il est presque impossible de distinguer les pièces apparues chez l'Embryon. Dans le crâne de l'Homme, au contraire, on compte huit os parfaitement distincts, et dans celui des Poissons le nombre des pièces osseuses est bien plus considérable. Sous ce rapport, l'Homme se rapproche donc davantage des Poissons et de l'Embryon que les Oiseaux. Cet exemple nous paraît plus que suffisant pour démontrer ce que nous avons annoncé en tête de cet alinéa.

6° Corps et canal de Wolff.

Avant de chercher par quelles phases passe le sinus uro-génital pour se transformer et devenir le segment externe définitif des organes génito-urinaires, et pour faire une étude qui forme un tout complet, il est impossible de ne pas esquisser, si rapidement que ce soit, l'évolution du segment interne des organes génito-urinaires.

Sur un embryon de huit semaines les organes génito-urinaires sont représentés par les glandes génitales, les corps et les canaux de Wolff, et les canaux de Muller, organes placés symétriquement dans la cavité pleuro-péritonéale de l'Embryon, de chaque côté de la corde dorsale.

Le *corps de Wolff* est constitué par des canalicules transversaux, plus ou moins contournés, dont l'ensemble forme un organe allongé à concavité regardant l'axe médian de l'Embryon. Ces canalicules viennent s'aboucher par leur extrémité externe dans un canal longitudinal (*canal de Wolff*), de façon à rappeler la disposition des dents d'un peigne.

Nous avons vu où venait déboucher le canal de Wolff dans le sinus uro-génital.

La glande génitale se trouve dans la concavité du corps de Wolff.

Le canal de Wolff existe avant l'apparition des canalicules ; il est placé dans le feuillet moyen du blastoderme, à la partie la plus externe de la protovertèbre, et se forme par détachement d'une masse cellulaire aux dépens des lames latérales au voisinage des protovertèbres.

Les canalicules naissent d'une façon indépendante ; une de leurs extrémités se met en communication avec le canal de Wolff, l'autre se porte audevant d'un canal artériel, et, à son contact, s'invagine sur elle-même pour former un *glomérule de Malpighi* : le glomérule de Malpighi est l'organe caractéristique du rein. Le corps de Wolff joue, en effet, ce rôle pendant une partie de la vie embryonnaire.

7° Canal de Muller.

Le canal de Muller, placé plus en dehors du précédent, est terminé, à sa partie supérieure, par une ouverture en pavillon qui débouche librement dans la cavité abdominale. Son extrémité inférieure se rapproche de sa congénère, croise le canal de Wolff et va déboucher dans le sinus uro-génital par un orifice qui est situé immédiatement en dehors de la ligne médiane. Il se constitue aux dépens de l'épithélium pleuro-péritonéal, sur lequel on voit apparaître un épaississement qui se déprime en son milieu et forme une gouttière ; cette gouttière rapproche ses bords, et se ferme en canal dans toute son étendue, excepté dans sa partie supérieure qui reste ouverte en pavillon.

L'appareil Wolffien se montre très bas dans la série des êtres et de très bonne heure dans l'évolution embryonnaire. Le canal de Muller n'apparaît que plus tard chez l'Embryon et que plus haut aussi dans la série animale (Sélaciens).

Là encore nous voyons combien l'ontogénie ou développement de l'individu est en rapport parfait avec la phylogénie ou développement de la série.

CHAPITRE II.

ORGANES GÉNITAUX EXTERNES DE LA FEMME.

On donne le nom d'*organes génitaux externes* à ceux qui dérivent du sinus uro-génital, c'est-à-dire à ceux qui sont formés aux dépens du feuillet externe du blastoderme avec la dépendance du feuillet ectodermique du mésoderme.

Nous croyons bien faire de commencer cette rapide description par les organes du centre pour en arriver ensuite aux organes périphériques, et nous mettrons en première ligne l'hymen qui, pour quelques auteurs, provient des parois même du sinus urogénital, alors que pour d'autres, il n'est que l'extrémité des canaux de Muller invaginée dans le sinus uro-génital.

L'ensemble des organes génitaux externes de la Femme porte le nom de *vulve*. Ils servent à former et à fermer l'ouverture des voies génitales, et sont, en allant de dedans en dehors : l'hymen ou ses débris (caroncules myrtiformes), le méat urinaire, le clitoris, les petites lèvres, le vestibule et les grandes lèvres.

On donne le nom d'*hymen* (ὑμήν, membrane) à une membrane en forme de diaphragme qui rétrécit l'orifice extérieur du vagin. Cette membrane, plus épaisse à la périphérie qu'au centre, est percée, dans la plus grande majorité des cas, par une ouverture en un point variable de sa surface ; cette variété a fait distinguer les hymens en semi-lunaires quand l'ouverture est près de la périphérie, annulaires quand elle est placée au centre, etc. L'hymen se déchire généralement aux premières approches sexuelles; quelquefois cependant il est assez dilatable pour permettre le coït sans qu'il soit lésé; dans ce cas sa rupture ne se produit qu'au premier accouchement. Les débris que laisse sa déchirure portent le nom de *caroncules myrtiformes*.

Au-dessus de l'hymen on rencontre l'orifice extérieur du canal de l'urèthre ou *méat urinaire*. Il se présente sous la forme d'une fente à grand axe antéro-postérieur et se trouve situé entre un tubercule transversal qui le sépare du vagin, *tubercule antérieur du vagin*, et un autre tubercule placé au-dessus et au-devant de lui, formé, comme le précédent, par un repli de la muqueuse.

En avant et au-dessus du méat urinaire, sur la ligne médiane, se trouve le *clitoris* (l'enfermé), petit organe érectile formé par deux corps caverneux qui partent de chaque côté des branches ischio-pubiennes, portent, en ce point, le nom de *racines du clitoris*, et se réunissent en un tronc commun au niveau du pubis pour se recourber en bas et en arrière, et se terminer par une extrémité conique nommée *gland clitoridien*. Ses dimensions sont très variables suivant les sujets, en moyenne 3 centimètres de longueur. Son hypertrophie n'est pas toujours due, comme on l'a cru, à des habitudes vicieuses.

La structure du clitoris comprend une trame aréolaire enfermée dans une enveloppe fibreuse et divisée par une cloison médiane. Nous verrons qu'elle représente, en plus petit, la structure du membre viril.

Le méat urinaire est réuni au clitoris par une fine bandelette à fleur de peau, à contours nettement limités, et qui se détache par sa couleur claire sur la teinte plus foncée des parties voisines, est visible avec la plus grande netteté chez les nouveau-nés.

L'hymen, le méat urinaire et le clitoris sont entourés par deux replis muqueux, les *petites lèvres ou nymphes*, nom qui leur a été donné par les Anciens parce qu'ils prétendaient qu'elles présidaient à l'issue de l'urine comme les nymphes de la mythologie présidaient aux sources et aux fontaines (1). Ces deux replis sont réunis l'un à l'autre par leurs extrémités supérieures et antérieures.

Ils peuvent être considérés comme formés de deux lames, l'une interne (*vestibulaire*), l'autre externe (*cu-*

(1) « Les nymphes ne sont autre chose qu'une production de la peau des lèvres qui a été mise en cet endroit pour pouvoir conduire l'urine avec plus de facilité. » (RIOLAN : Anthropographie).

tanée) ; en haut et en avant la lame externe passe au-dessus du clitoris et s'unit à sa congénère en formant un capuchon ou *prépuce clitoridien ;* quant à la lame interne elle passe au-dessous du clitoris pour former avec sa congénère le *frein clitoridien*.

Les petites lèvres offrent des dimensions qui peuvent varier :

1° Suivant les âges : chez les enfants nouveau-nés elles débordent les grandes lèvres, par défaut de développement de ces dernières.

2° Suivant les individus : souvent cachées chez certaines femmes, elles dépassent les grandes lèvres chez d'autres.

3° Suivant les races : elles acquièrent chez les Boschimanes une longueur de 12 à 15 centimètres, quelquefois plus, et forment ce qu'on appelle le *tablier des Hottentotes*.

On avait cru aussi pouvoir mettre leur hypertrophie sur le compte de la masturbation; mais de récentes et sérieuses recherches ont démontré que, dans bien des cas de masturbation avérée, les petites lèvres gardaient leur aspect virginal.

Le *vestibule* est l'espace limité en haut et en avant par le frein du clitoris, sur les côtés par la face interne des petites lèvres, en bas et en arrière par le frein de la vulve. Pour d'autres auteurs, le vestibule serait limité en avant et en haut par le frein du clitoris, sur les côtés par la portion de la lame interne des petites lèvres qui va du clitoris au méat urinaire, en arrière et en bas par le méat urinaire.

Nous adopterons la première définition qui nous paraît plus rationnelle que la dernière.

En dehors des petites lèvres, se trouvent les *grandes lèvres* qui présentent deux faces, l'une interne, l'autre externe.

La face interne, d'aspect muqueux, se continue avec la lame externe des petites lèvres, dont elle est séparée par un sillon.

La face externe est recouverte de poils à partir de la puberté. Elle est séparée de la face interne des cuisses par un sillon profond connu sous le nom de *pli génito-crural.*

En arrière, les grandes lèvres forment, par la réunion de leurs extrémités postérieures, une commissure transversale qui porte le nom de *fourchette.* L'espace compris en avant de cette fourchette forme la fosse naviculaire.

L'extrémité antéro-supérieure des grandes lèvres va se perdre dans une éminence arrondie, cutanée située au devant du pubis, limitée de chaque côté par les plis inguinaux, appelée *pénil* (*pinceau*) ou *mont de Vénus.* La peau de cette région, remarquable par l'abondance et le volume des glandes sébacées et des follicules pileux, est tapissée par une couche de tissu cellulo-adipeux dont l'abondance est variable suivant les sujets :

Les parois de la vulve et du vagin sont constituées,

en allant du centre à la périphérie, par deux tuniques principales :

1° Une tunique muqueuse avec ses annexes ;
2° Une tunique musculeuse.

La *tunique muqueuse* est formée d'abord par un revêtement épithélial de cellules pavimenteuses stratifiées ; plus profondément, par le derme muqueux, qui, au niveau du vagin, est confondu avec la tunique musculeuse.

La *tunique musculeuse*, composée de fibres musculaires lisses mélangées de tissu conjonctif, peut être considérée comme formée de deux couches de fibres : une première couche, la plus superficielle, dans laquelle les fibres lisses seraient disposées longitudinalement ; une autre couche, plus profonde, dont les fibres seraient circulaires. En réalité, il n'y a pas de différence aussi nette dans les deux sortes de fibres.

Le tissu conjonctif de cette région est riche en éléments graisseux au niveau des grandes lèvres, riche en éléments élastiques au niveau des petites lèvres.

Le revêtement cutané des grandes lèvres renferme des glandes sébacées, des éléments de pigmentation.

La partie profonde de la peau est tapissée par une couche musculaire à fibres lisses, dont certains auteurs veulent faire l'analogue du *dartos* de l'Homme. On y rencontre un grand nombre de follicules pileux, autour desquels se montrent des glandes sudoripares et qui disparaissent à mesure que la peau fait place à la muqueuse; on y trouve des papilles arrondies et coniques très nombreuses sur les petites lèvres et le clitoris, et qui remontent jusqu'à la moitié inférieure du vagin ; des follicules mucipares, sur la qualité glandulaire desquels les auteurs ne sont pas d'accord, mais qui ont l'apparence de dépressions glandulaires ; des glandes sébacées, glandes en grappe, très nombreuses et très volumineuses sur les grandes lèvres, d'un volume un peu moindre sur les petites lèvres.

Outre ces glandes, il existe deux autres glandes en grappe d'une importance capitale, tant en raison de leur rôle physiologique qu'en raison de leur volume ; ce sont les *glandes vulvo-vaginales ou de Bartholin* ; leur canal excréteur, long de 1 cent. 1/2, vient s'ouvrir à la vulve, au-devant de la ligne d'insertion de l'hymen. De forme ovoïde, leur corps glandulaire est placé sur les parties latérales du vagin, dans l'angle que forme l'adossement du rectum et du vagin ; leur volume peut varier de la grosseur d'un pois à celle d'une amande ; le canal excréteur et les acini sont tapissés d'un épithélium cylindrique ; elles secrètent un liquide filant, visqueux, incolore qui sert à lubrifier la vulve pour faciliter l'acte copulateur. Ces glandes sont les analogues des *glandes de Méry* de l'Homme.

En arrière de la tunique musculaire, entre les racines du clitoris et l'orifice du vagin, on trouve deux organes érectiles (*bulbes du vagin*), un gauche, l'autre droit, de forme ovoïde, dont la grosse extrémité est dirigée en arrière et en bas sur les parties latérales de l'orifice vaginal ; la petite extrémité s'amincit, pour venir, entre le méat urinaire et le clitoris, s'unir à sa congénère du côté opposé au moyen d'un petit plexus veineux. Leur dimension est variable suivant les individus, l'âge, les rapports sexuels, etc. Ils sont formés d'un tissu aréolaire spongieux avec tissu conjonctif et fibres musculaires lisses, enfermé dans une mince membrane d'enveloppe. Chacun de ces bulbes représente la moitié correspondante du *bulbe de l'urèthre* de l'Homme.

Le bulbe du vagin est recouvert par un muscle appelé *constricteur du vagin*, *ou constricteur de la vulve*, analogue au muscle bulbo-caverneux de l'Homme.

Nous avons commencé par nous occuper tout d'abord des organes génitaux urinaires chez la Femme parce que leur configuration se rapproche le plus de celle du sinus uro-génital. Nous avons vu, en effet, que le sinus uro-génital une fois constitué se trouve composé d'un conduit plus ou moins complexe, dont l'orifice entouré de replis présente à sa partie antérieure une éminence génitale (bourgeon génital).

Cette ébauche n'a plus qu'à se parfaire, à se modeler dans ses contours et ses angles pour arriver à l'état définitif. Le sinus uro-génital offre à considérer deux régions : une profonde, région véritablement uro-génitale ; l'autre superficielle ou vestibulaire.

La *région uro-génitale* est formée par le pédicule de l'allantoïde encore largement ouvert en canal, et présente dans sa portion postérieure l'abouchement des canaux de Wolff et de Muller. Par la suite du développement, le *pédicule allantoïdien* se rétrécit au niveau des canaux de Muller qui se développent, semble écrasé par eux, les suit dans leur descente derrière le pubis, s'incruste pour ainsi dire dans leur paroi, et finit par former un canal étroit, court, rejeté en avant, qui est l'*urèthre* tout entier chez la Femme.

Au contraire, les canaux de Muller se rapprochent, se soudent, les parois en contact se résorbent, et les deux canaux n'en forment plus qu'un médian et impair, *canal génital*, qui s'élargit peu à peu et se divise plus tard, par un étranglement, en deux parties : une supérieure, *l'utérus* ; l'autre inférieure, le *vagin*, qui, à son tour, vient s'aboucher directement dans la région vestibulaire du sinus uro-génital, dont la profondeur est diminuée par le mouvement de descente que subissent les canaux de Muller en même temps qu'ils opèrent leur fusion. Cette phase du développement embryonnaire est terminée vers le cinquième mois de la vie intra-utérine.

La *région vestibulaire*, profonde au début, se trouve diminuée de longueur.

L'orifice allantoïdien, ou *orifice de l'urèthre*, est séparé du bourgeon génital par un espace en forme de gouttière qui devient la *portion pré-urèthrale du vestibule* ; les deux bords de cette gouttière forment la partie correspondante des petites lèvres qui ne se manifestent qu'à la fin du troisième mois.

Le bourgeon génital est recouvert d'un épithélium pavimenteux stratifié ; son corps est constitué par un tissu dense formé de petites cellules sphériques ou polyédriques et deviendra plus tard le tissu des corps caverneux. Ce n'est, en effet, qu'au milieu du cinquième mois que l'on trouve à l'intérieur des corps caverneux un réseau sanguin bien développé.

Les replis génitaux forment les grandes et les petites lèvres.

Le corps de Wolff s'atrophie et disparaît pour ne plus laisser que des traces rudimentaires de son existence première ; ces organes rudimentaires, situés entre la glande génitale et son conduit excréteur, sont : *l'organe de Rosenmuller* situé sous l'ovaire, et dont la structure rappelle celle du corps de Wolff ; *l'hydatide pédiculée de l'organe de Rosenmuller*, vestige de la partie supérieure du corps de Wolff ; enfin le *parovarium* situé entre l'extrémité interne de l'ovaire et la trompe, et qui représente la partie inférieure du corps de Wolff.

Quant aux canaux de Wolff, ils disparaissent complètement chez la Femme ; on les retrouve sous le nom de *canaux de Gærtner* chez quelques femelles de Mammifères (Bœuf, Mouton) et on en a rencontré quelquefois des vestiges chez la Femme.

Tous les auteurs sont d'accord sur la façon dont ces parties évoluent ; cependant l'accord n'est plus parfait lorsqu'il s'agit de préciser à quel niveau les deux canaux de Muller commencent leur fusion, d'autant plus que l'anatomie comparée nous montre que cette union peut se faire à des hauteurs variables.

Un autre point sur lequel les avis sont partagés, est celui de savoir si l'hymen est formé aux dépens du vagin ou s'il n'est qu'une dépendance de la vulve ; la première opinion est celle de la plus grande majorité des auteurs, mais la seconde doit être prise en considération, car elle a pour la défendre des savants qui font autorité en pareille matière.

Nous traiterons plus à fond ce sujet dans le chapitre des homologies entre les organes génitaux externes de l'Homme et de la Femme ; mais nous nous rangeons pleinement à l'opinion des auteurs qui, comme M. Budin, pensent que l'hymen n'est que la terminaison des canaux de Muller.

Dans un remarquable travail que M. Budin a consacré à des recherches sur l'hymen et l'orifice vaginal (*Progrès médical*, 1879), il nous montre, d'une façon indubitable, que l'hymen est formé par l'extrémité terminale du vagin ; ce dernier organe, à la fin de son développement, fait une saillie en doigt de gant qui pénètre assez avant dans l'intérieur du vestibule; l'orifice vaginal se montre à l'extrémité de cette saillie. Il est très facile de se rendre compte de cette disposition en examinant des cadavres de petites filles ou des fœtus féminins vers la fin de leur vie intra-utérine.

La dissection vient confirmer ce que la vue suffirait presque seule à nous apprendre ; en effet, les éléments de structure de l'hymen sont absolument semblables à ceux du vagin, et ces deux organes sont en parfaite continuité.

CHAPITRE III.

Organes génitaux externes de l'homme.

Bourses et pénis.

On donne le nom de *bourses* à l'ensemble des enveloppes qui renferment les glandes génitales mâles. A l'extérieur elles se présentent sous la forme d'une poche cutanée, d'un sac plus large à son extrémité libre qu'à son point d'adhérence, appendu au-devant du périnée. Sur la surface de cette poche se voit une ligne saillante médiane, *raphé*, qui continue le raphé périnéal, et qui la divise en deux moitiés presque égales ; cependant la bourse droite est généralement plus courte que la bourse gauche. Ces enveloppes sont en allant de dehors en dedans :

1° La peau ou scrotum ;

2° Une tunique musculaire lisse, ou dartos ;

3° Une tunique celluleuse ;

4° Une tunique musculaire striée (tunique érythroïde, crémaster) ;

5° Une tunique fibreuse ;

6° Une tunique séreuse ou vaginale.

1° La peau, ou *scrotum*, est caractérisée par sa pigmentation, par sa finesse, par son extensibilité qui lui permet de se rétracter en formant un grand nombre de rides semblant toutes partir du raphé médian. Elle est constituée par un derme fibro-élastique riche en papilles et par un épiderme rempli de granulations pigmentaires. Sur sa surface on rencontre des follicules pileux plus ou moins saillants pourvus de grosses glandes sébacées. L'enveloppe cutanée est commune aux deux testicules.

2° Le *dartos*, intimement lié au scrotum, est formé de *fibres lisses*. Au niveau de la ligne médiane, il envoie une cloison qui divise les bourses en deux loges, une pour chaque testicule. Ce sont les contractions de ce muscle, sous l'influence de causes diverses, qui donnent au scrotum son aspect ridé et plissé.

3° La *tunique celluleuse* est l'enveloppe mince qui se continue avec le feuillet externe de l'aponévrose périnéale superficielle et avec la gaine d'enveloppe du grand oblique.

4° La tunique *érythroïde ou crémaster* n'est pas une tunique continue ; formée de *fibres musculaires striées*, clairsemées, elle est très intimement liée à la tunique sous-jacente. C'est une dépendance des muscles petit oblique et transverse de l'abdomen ; les contractions de cet appareil musculaire peuvent être volontaires ; il soulève le testicule en masse et chez quelques Mammifères il peut porter le testicule jusque dans la cavité abdominale.

5° La *tunique fibreuse* est la continuation du fascia transversalis ; par sa face superficielle elle réunit entre elle les fibres musculaires du crémaster; par sa face profonde elle adhère à la tunique sous-jacente.

6° La *tunique vaginale* est formée par le péritoine entraîné dans les bourses par la descente du testicule; cette portion invaginée se sépare le plus souvent de la séreuse abdominale, mais quelquefois elle reste unie à cette dernière et présente une anomalie qui est l'état normal chez les Mammifères.

Enfin, au centre de toutes ces enveloppes, est la glande génitale mâle ou testicule.

On nomme *pénis* ou *verge* l'organe de la copulation chez l'Homme. Cet organe, qui va porter le sperme dans les parties profondes de la génération chez la Femme, sert aussi à la miction.

Il est placé à la partie inférieure de l'abdomen, au-devant des bourses, et suspendu à la symphyse pubienne par un ligament appelé *ligament suspenseur*. Sa forme, son volume et sa direction sont très variables suivant les individus et selon qu'il est en état d'érection ou de flacidité.

L'extrémité par laquelle son corps s'unit au tronc porte le nom de *racine*, l'autre extrémité est libre, conique, et constitue le *gland*.

Il peut être considéré comme essentiellement formé de deux cylindres de tissu érectile et d'un canal, le canal de l'urèthre, le tout renfermé dans une enveloppe.

La peau (*fourreau de la verge*), est fine, mobile,

glabre, et présente dans toute sa longueur, sur sa face postéro-inférieure, une ligne qui continue le raphé périnéo-scrotal.

En avant cette peau se replie sur elle-même pour former le *prépuce*. Celui-ci recouvre le gland et vient se souder à un bourrelet situé à la base de ce dernier (*la couronne*). Cette couronne est demi-circulaire et présente à sa partie inférieure un sillon, dans lequel pénètre le prépuce pour former le *frein préputial*.

Cette région présente un grand nombre de papilles et de glandes sébacées appelées *glandes de Tyson*, disposées autour de la base du gland; elles sécrètent une matière caséeuse odorante ou *smegma préputial*.

Immédiatement au-dessous du derme est un ensemble de fibres musculaires lisses auxquelles on a donné le nom de *muscle péripénien*.

Le *tissu cellulaire* sous-jacent forme une couche lâche, dans laquelle on ne rencontre jamais d'éléments graisseux, et se continue entre les deux lames du prépuce.

Au-dessous de ces enveloppes on trouve une *gaine cellulo-fibreuse* élastique qui se continue en arrière avec l'aponévrose périnéale superficielle et le ligament suspenseur, et qui est adhérente en avant à toute la couronne du gland ; cette gaine renferme les deux *corps caverneux* et l'urèthre.

Les corps caverneux sont deux organes allongés demi-cylindriques, formés d'un tissu composé de trabécules en nombre infini qui circonscrivent des espaces aréolaires communiquant tous entre eux. Ce tissu, appelé tissu érectile ou caverneux, a pour propriété de devenir turgescent et rigide, lorsque se produit le phénomène de l'érection.

Ces deux organes érectiles partent, comme nous l'avons vu pour les corps caverneux du clitoris, des branches ischio-pubiennes, se dirigent en haut, en avant et en dedans, et s'accolent comme les canons d'un fusil double jusqu'au gland, qui présente à sa base une excavation pour recevoir leurs extrémités rétrécies.

La gouttière antéro-postérieure que forme l'accolement des deux corps cylindriques reçoit le canal de l'urèthre qui lui adhère intimement.

Le *canal de l'urèthre*, qui conduit l'urine de la vessie au dehors, est divisé dans sa longueur en trois portions, qui sont en allant d'arrière en avant :

1° La portion *prostatique*, logée dans l'épaisseur d'un corps glandulaire appelé prostate ;

2° La portion *membraneuse*, ou musculaire, qui traverse le périnée ;

3° La portion *spongieuse*, placée dans le pénis, qui va du collet du bulbe au méat urinaire.

La muqueuse de l'urèthre varie de constitution suivant les régions : elle est formée d'un épithélium mixte stratifié dans la région prostatique, cylindrique stratifié depuis la région membraneuse jusqu'à la *fosse naviculaire*, élargissement que présente le canal de l'urèthre dans l'épaisseur du gland. A partir de ce point, l'épithélium devient pavimenteux stratifié, tel qu'on le retrouve sur le gland.

La portion spongieuse de l'urèthre est ainsi désignée parce que l'urèthre s'y trouve entouré d'une tunique érectile (corps spongieux). Cette gaîne érectile est formée de trois segments : un segment postérieur, renflé, qui porte le nom de *bulbe;* un segment moyen, cylindrique, qui est le corps spongieux proprement dit; un segment antérieur, également renflé, qui forme le *gland*.

Appendu à la face inférieure du canal, le bulbe présente en arrière une base arrondie, en avant un sommet qui se continue avec le corps spongieux.

D'après de récentes recherches, M. QUENU a démontré que le tissu spongieux était une formation secondaire de cette région du canal uréthral, et se rattachait directement à la muqueuse.

Dans toute sa longueur le canal de l'urèthre est parsemé de papilles et de glandes en grappe : celles qui occupent la portion membraneuse et spongieuse portent le nom de *glandes de Littre*. Deux de ces glandes, d'un volume plus considérable que les autres et connues sous le nom de *glandes de Méry* doivent attirer notre attention par leur homologie avec les glandes de Bartholin de la Femme : du volume d'un pois, elles sont situées de chaque côté de la ligne médiane sous la face inférieure de la portion membraneuse de l'urèthre, vers sa partie moyenne, en arrière du bulbe. Leur canal excréteur, plus long que celui des glandes de Bartholin, traverse le bulbe et, après un trajet de trois à quatre centimètres vient s'ouvrir dans l'urèthre.

On donne le nom de *prostate* à un corps glandulaire embrassant la portion de l'urèthre qui porte son nom, et constitué par la réunion de glandes en grappe réunies entre elles par un stroma formé de tissu conjonctif et de fibres musculaires lisses.

Le canal de l'urèthre n'a pas le même calibre dans toute son étendue : on y rencontre des dilatations, dont les plus importantes sont : la fosse naviculaire située immédiatement en arrière du méat ; et la dilatation que présente la portion prostatique : de beaucoup la plus importante, cette dernière présente dans son milieu une crête ou saillie, à grand axe antéro-postérieur, arrondie en arrière, effilée en avant, et d'une longueur de douze à quatorze millimètres, cette saillie porte le nom de *verumontanum*. Elle présente à sa surface trois orifices, deux latéraux qui sont les orifices des *conduits éjaculateurs*, un médian qui donne dans un diverticule de un centimètre environ de profondeur et que l'on nomme *utricule prostatique* ou *utérus masculin*. Ce diverticule, contenu en entier dans la prostate, est tapissé d'un épithélium cylindrique vibratile ; et nous verrons qu'il représente les rudiments du vagin: il se termine quelquefois par deux culs-de-sac et représente non seulement le vagin, mais l'utérus (bicorne), et c'est alors qu'il peut à juste titre porter le nom d'utérus masculin.

En prenant comme point de départ le sinus uro-génital, nous pouvons résumer en quelques mots le travail que vont effectuer les organes qui le composent pour se transformer en organes mâles parfaits: la gouttière que représente le sillon uro-génital va se fermer, le bourgeon génital augmentera de volume et se transformera en pénis; et les glandes génitales, contenues dans l'abdomen jusqu'à la naissance, descendront pour se loger dans une poche que les replis génitaux leur fourniront par leur soudure.

Le raphé médian, qui se continue du périnée au gland, est bien l'indice absolu de la soudure des deux bords de la gouttière uro-génitale qui commence à s'effectuer vers la fin du troisième mois.

Comment se forment les trois portions de l'urèthre? Sur ce point les auteurs ne sont pas absolument d'accord.

Au début du troisième mois, la gouttière uréthrale s'arrête au niveau de la racine du bourgeon génital; plus tard ses bords se rejoignent et sa transformation en canal se fait progressivement d'arrière en avant; à la fin du troisième mois, ce canal s'ouvre à la base du même bourgeon.

Celui-ci se compose alors des futurs corps caverneux, séparés par une couche épithéliale constituée de cellules pavimenteuses stratifiées; cette couche épithéliale le parcourt dans toute son étendue et forme à l'extérieur une crête qui se termine vers le sommet du gland. C'est aux dépens de cette crête, ou *mur épithélial*, que se creuse la gouttière qui continue l'orifice uréthral. La fermeture de cette gouttière s'effectue toujours dans le même sens; mais, en se rapprochant de la base du gland, la lame épithéliale diminue de profondeur, en même temps que le canal de l'urèthre pénètre dans sa partie profonde.

L'extrémité libre du canal de l'urèthre présente avec le prépuce les connexions suivantes : Constitué par un bourrelet mésodernique en forme de croissant qui borde le sinus uro-génital et qui augmente peu à peu de la base au sommet du gland, le prépuce présente, à sa face inférieure, une incisure, dont les deux bords répondent à la fente uréthrale; la soudure des deux bords de cette fente englobe en même temps à leur point terminal les deux extrémités du croissant préputial et forme le *frein du prépuce* (milieu du quatrième mois). Il semble, par ce fait, que la fente uréthrale évolue parallèlement au prépuce.

L'épithélium qui tapisse la gouttière uréthrale est, à l'origine, formé de cellules pavimenteuses stratifiées, mais se modifie quand la gouttière se transforme en canal et, au cinquième mois, il est prismatique. C'est aux dépens de cet épithélium prismatique que se forment les bourgeons glandulaires.

Les corps caverneux du pénis évoluent comme ceux du clitoris, mais prennent un développement plus considérable.

Pour ce qui appartient au segment interne des organes génitaux urinaires de l'Homme, nous voyons que la glande génitale ou testicule ne reste pas dans la cavité abdominale, mais descend dans les bourses à un moment donné.

Les canalicules du corps de Wolff s'atrophient en partie pour former des organes rudimentaires qui sont l'*hydatide pédiculée*, *l'organe de Giraldès*. Quant au canal de Wolff, il donne le déférent et la vésicule séminale.

Le canal de Muller disparaît à l'exception de ses deux extrémités; la supérieure, ou pavillon, est représentée chez l'Homme par un petit organe, *hydatide non pédiculée* placée sur le testicule; l'extrémité inférieure qui, chez la Femme, forme le vagin et l'utérus par sa réunion avec sa congénère, n'est plus représentée chez l'Homme que par l'*utricule prostatique*.

CHAPITRE IV.

ANATOMIE COMPARÉE.

1° Ovaire. — Trompe. — Utérus. — Vagin. — Hymen. — Utricule prostatique.

Les *ovaires* des Vertébrés sont toujours situés dans l'abdomen.

Chez la plupart des Poissons les ovaires conduisent eux-mêmes les œufs au dehors. Mais chez les Saumons les œufs sortent par deux conduits péritonéaux. Enfin, les Sélaciens ont de véritables oviductes, distincts de l'ovaire et du péritoine. C'est cet oviducte que nous retrouverons dans toutes les autres classe des Vertébrés (Batraciens, Reptiles, Oiseaux, Mammifères). Cet oviducte, chez les Squales et les Raies vivipares, forme même un véritable utérus incubateur. C'est lui qui, chez l'Embryon de l'Homme, constitue le conduit de Muller aux dépens duquel se forment la trompe, l'utérus, le vagin et l'hymen.

Le *vagin* appartient exclusivement à la classe des Mammifères, mais il n'existe pas chez tous ces Vertébrés, car il fait défaut aux Monotrèmes; en revanche les Marsupiaux ont un double vagin.

Tandis que l'*utérus* de la Femme et de beaucoup de Mammifères est simple comme le vagin, les Carnassiers, les Solipèdes et les Ruminants ont un utérus plus ou moins bifurqué et conservant dans une partie de son étendue la duplicité des oviductes. Ce sont ces formes d'utérus que l'on désigne habituellement sous le nom *d'utérus bicornes*. La séparation de l'utérus du Lièvre et du Lapin est encore poussée plus loin que dans les ordres précédents : aussi peut-on dire avec juste raison que l'utérus de ces Rongeurs est double, car il s'ouvre dans le vagin par deux orifices distincts.

A la limite du vagin et de la vulve, on trouve habituellement un *étranglement* formé par un anneau lisse, ou bien par des replis membraneux constituant un véritable *hymen*. Ainsi, le vagin du Chien, du Chat et des Ruminants est séparé de la vulve par un cercle étranglé, tandis que celui de l'Hyène, du Phoque à ventre blanc et du Daman se distingue par la présence d'un hymen. Cette membrane, ainsi que l'a démontré Duvernoy, ne constitue donc pas un caractère d'organisation propre à l'espèce humaine.

L'*utricule prostatique*, qui, chez les mâles des Mammifères, débouche, ainsi que son nom l'indique, au niveau de la portion prostatique de l'urèthre, représente un débris des conduits de Muller. Mais cet organe n'est pas toujours aussi rudimentaire qu'il l'est chez l'Homme. Chez les Solipèdes, par exemple, il est représenté par un long cylindre membraneux. Celui du Lièvre et du Lapin est un sac unique assez grand et rectangulaire, dont les coins libres sont quelquefois allongés et très distincts, rappelant ainsi la forme des utérus bicornes. Dans l'Écureuil même cet utricule est représenté par deux vésicules ayant chacune un petit canal ridé et replié sur lui-même. Ce canal se rapproche de son congénère sur la ligne médiane, où il débouche par un orifice distinct de celui de ce dernier, au niveau du verumontanum, homologue de l'hymen. Ainsi, dans ce cas, la duplicité des oviductes primitifs est encore mieux conservée que chez la femelle du Lièvre et du Lapin, où deux utérus s'ouvraient dans un vagin unique.

2° Testicule. — Epididyme. — Déférent. — Vésicule séminale. — Vessie urinaire.

Les testicules sont toujours placés dans l'abdomen chez les Poissons, les Batraciens, les Reptiles et les Oiseaux. Dans la classe des Mammifères ils sont tantôt renfermés dans l'abdomen, tantôt, au contraire, ils sont situés hors de cette cavité. Les Monotrèmes et les Amphibies ont des testicules qui ne sortent jamais de la cavité abdominale ; ajoutons que ces animaux sont dépourvus de crémaster. Les testicules des Rats sont habituellement contenus dans l'abdomen, mais, à l'époque des amours, ils prennent un développement considérable et le crémaster les attire au dehors de cette cavité, de sorte qu'ils viennent faire saillie à l'extérieur. Les testicules du Chameau se montrent sous la peau de la région inguinale. Ceux du Bœuf, comme ceux de l'Homme, sont suspendus dans une bourse ou scrotum.

Avant de parler de l'épididyme et du canal déférent, il est essentiel d'insister sur ce fait que dans les deux classes inférieures des Vertébrés (Poissons et Batraciens) les reins ne sont autre chose que des corps de Wolff, ou reins primordiaux. Dans les trois classes les plus élevées (Reptiles, Oiseaux, Mammifères), les reins primordiaux ne font qu'apparaître, durant la vie embryonnaire, pour faire place ensuite à des organes de nouvelle formation, qui deviendront les reins définitifs ou secondaires de ces derniers animaux.

Dans la plupart des Poissons, le testicule sert en même temps de conducteur au sperme. Dans l'Anguille, le sperme est dirigé au dehors par deux canaux péritonéaux. Dans l'Esturgeon ordinaire le testicule donne naissance à un canal excréteur qui se jette dans l'uretère. Dans le Grand esturgeon, le testicule est relié à l'uretère par plusieurs canaux. Par conséquent dans les Esturgeons l'uretère forme un canal uro-génital. Enfin, chez les Sélaciens la partie terminale des canalicules séminifères traverse la portion antérieure du rein, et le canal excréteur qui se dégage de cette région uro-génitale, servant à la fois au passage du sperme et de l'urine, constitue un canal uro-génital. Ce canal et la partie uro-génitale du rein formeront, chez les Vertébrés supérieurs (Reptiles, Oiseaux, Mammifères), les canaux efférents, l'épididyme et le déférent. Quant à l'autre partie du rein des Sélaciens, c'est-à-dire celle qui n'est pas terminée par les canalicules séminifères, elle possède un canal excréteur qui est uniquement urinaire.

Nous venons de voir comment les canaux efférents, l'épididyme et le déférent des Vertébrés supérieurs se constituent aux dépens de la portion uro-génitale du rein primordial des Sélaciens. Mais l'épididyme et le déférent ainsi formés ne donnent plus passage qu'au sperme; l'urine est sécrétée et excrétée par un appareil de nouvelle formation, c'est-à-dire par un rein et un uretère secondaires.

Des débris du rein primitif des Poissons et des Batraciens peuvent se rencontrer aussi chez les femelles des Vertébrés supérieurs. Ainsi que nous le verrons plus loin avec des détails mieux circonstanciés, l'organe de Rosenmuller de la Femme n'est pas autre chose qu'un souvenir du corps de Wolff. Enfin les canaux de Gærtner, qu'on observe chez les femelles de certains Mammifères, sur la Vache par exemple, représentent une partie du conduit excréteur de ce corps, c'est-à-dire un rudiment de l'uretère primitif.

Les Mammifères et les Batraciens ont seuls des vésicules séminales.

La vessie est constante dans ces deux classes de Vertébrés seulement.

Dans l'Aiguillat, Poisson de l'ordre des Sélaciens,

on trouve deux vessies placées entre le canal urogénital qui est en dedans, et l'uretère qui est placé en dehors. Dans l'Agouti, Mammifère de l'ordre des Rongeurs, chaque vésicule séminale se termine par un canal placé en dehors du déférent, dont il est parfaitement distinct. Il nous paraît assez rationnel de supposer que cette vessie urinaire de l'Aiguillat deviendra plus tard la vésicule séminale des Batraciens et des Mammifères.

3°. Cloaque. — Vulve.

Seuls, parmi les Poissons, les Sélaciens ont un *cloaque*, c'est-à-dire un vestibule commun dans lequel débouchent les appareils génital, urinaire et digestif. De ces trois appareils les deux premiers s'ouvrent sur la paroi dorsale du vestibule et le dernier sur la paroi ventrale.

Le cloaque est constant dans les Batraciens, les Reptiles et les Oiseaux. Enfin on le trouve encore dans les Monotrèmes de la classe des Mammifères.

Le cloaque du Caïman, Reptile de l'ordre des Crocodiliens, est divisé en trois chambres : 1° une chambre antérieure qui reçoit le rectum ; 2° une chambre moyenne, sur la paroi dorsale de laquelle s'ouvrent les orifices génitaux et urinaires, tandis que la vessie débouche sur la paroi ventrale; 3° enfin une chambre postérieure qui loge le phanère génital (pénis ou clitoris).

Dans les Oiseaux le cloaque présente aussi trois chambres.

Enfin, le rectum des Monotrèmes s'ouvre dans la partie la plus avancée du cloaque. Quant aux orifices génitaux et urinaires, ils vont déboucher à l'origine de l'urèthre, au-delà d'un bourrelet qui sépare ce canal de la vessie.

La vulve, c'est-à-dire le vestibule qui dans les autres ordres de Mammifères précède le vagin, représente la portion génito-urinaire du cloaque des Sélaciens, des Batraciens, des Reptiles, des Oiseaux et des Monotrèmes. Elle se distingue donc du cloaque proprement dit, par ce fait qu'elle ne reçoit plus l'orifice terminal de l'appareil digestif. Toutefois, chez plusieurs Rongeurs et dans les Marsupiaux un même bourrelet circulaire, formé par un sphincter commun, entoure encore la vulve et l'anus. Mais le plus ordinairement la vulve est située à une certaine distance de l'anus. La profondeur de la vulve est d'ailleurs parfois très grande : ainsi, chez les Sapajous la vulve est aussi profonde que le vagin, et chez les Ours elle est même plus profonde que ce dernier organe.

C'est aux dépens du capuchon clitoridien et de la petite lèvre (Cuvier) et non pas de la grande lèvre (Perron et Lesueur) qu'est formé le *tablier des Hottentotes*.

Plus loin nous démontrerons que, chez les mâles des Mammifères autres que les Monotrèmes, la vulve et le frein clitoridien constituent les portions membraneuse et pénienne de l'urèthre.

4. Phanère génital (Pénis, Clitoris).

Dans les Poissons autres que les Sélaciens les orifices génito-urinaires se trouvent généralement en arrière de l'anus et au-devant de la nageoire anale, au niveau d'un petit appendice en forme de tube creux. Chez les Sélaciens le réservoir ou l'ampoule qui reçoit les orifices génito-urinaires se termine dans le cloaque par une papille. Dans le Squale pélerin cette papille, conique et longue de 5 centimètres au moins, ressemble à un véritable pénis.

Le pénis des Chéloniens commence par deux renflements érectiles, homologues des bulbes de l'urèthre de l'Homme. Sur toute la face dorsale de cet organe règne un sillon profond, de chaque côté duquel se voit un canal péritonéal. Ce canal s'ouvre, d'une part, dans la cavité abdominale, de chaque côté de la vessie; de l'autre, il se prolonge dans le pénis jusqu'au gland, où il se termine en cul-de-sac; il représente le conduit péritonéal des Saumons. On ne trouve de réseau vasculaire érectile qu'à l'origine des deux moitiés bulbaires de ce pénis, avant leur réunion, et sur toute l'étendue de la rainure dorsale, jusqu'au gland, qui en est entièrement composé. Dans le Caïman à lunettes, la rainure dorsale de la verge ne commence que vers le milieu de la longueur totale; elle devient bientôt un canal complet qui se termine au gland.

L'urèthre des Monotrèmes parcourt une étendue

de 4 centimètres depuis la vessie jusqu'au cloaque où il forme un cul-de-sac. A très peu de distance de ce cul-de-sac l'urèthre se courbe en haut pour s'ouvrir dans le cloaque par une étroite embouchure. C'est par cette embouchure que l'urine est expulsée au dehors. Quant au sperme, qui, comme l'urine, est amené dans le canal de l'urèthre, il se rend dans le cul-de-sac dont nous venons de parler; puis, de là, il passe dans un petit canal qui gagne immédiatement la ligne médiane de la face dorsale du pénis et se porte ainsi jusqu'aux glands. Ce pénis, qui se compose essentiellement d'un corps érectile, commence, comme celui des Chéloniens, par deux branches bulbaires, libres et enveloppées chacune par un muscle particulier (bulbo-pénien ou bulbo-caverneux).

L'urèthre du Macaque bonnet chinois s'ouvre dans une fosse placée au-dessous du gland, par une large fente longitudinale.

Les femelles des Poissons dépourvus de cloaque ont habituellement un petit appendice génito-urinaire post-anal comparable à celui des mâles.

Les femelles des Reptiles dont les mâles n'ont qu'un pénis (Chéloniens, Crocodiliens) ont toutes un clitoris. Cet organe fait défaut aux femelles des Reptiles dont les mâles ont deux pénis (Sauriens et Ophidiens) (1).

(1) Chez ces Reptiles les deux pénis sont représentés par deux sacs postérieurs à l'anus et placés sous la peau de la région caudale.

Dans le clitoris des Chéloniens on trouve des canaux péritonéaux comme dans le pénis des mâles.

L'urèthre des Monotrèmes sert de vagin. Celui de l'Agouti s'ouvre sur la base du clitoris. Le méat urinaire du Porc-épic est bordé de deux plis qui se continuent avec les bords du sillon clitoridien. Enfin dans les Makis et les Loris l'urèthre se prolonge sur le dos du clitoris, où il se termine un peu en deçà de la pointe de ce dernier. Dans ce cas, l'urèthre féminin se continue donc avec l'urèthre pénien; mais il est formé par la partie supérieure seulement de la rame vestibulaire des petites lèvres. La partie inférieure de cette même lame continue à limitèr la vulve.

5° Glandes de Méry. — Glandes de Bartholin.

Dans le Kangourou géant les glandes de Méry sont au nombre de six. Chez les Solipèdes ces glandes s'ouvrent dans l'urèthre par une dizaine d'orifices disposés sur deux rangées. Dans le Sanglier chacune de ces glandes a un canal excréteur membraneux qui va s'ouvrir sur les côtés d'un cul-de-sac creusé dans le bulbe uréthral. Même disposition chez l'Écureuil; mais ici le cul-de-sac bulbaire se prolonge par un canal sous-jacent à l'urèthre et allant s'ouvrir dans ce dernir au-delà du milieu de la verge. Dans l'Ichneumon les glandes de Méry et l'urèthre s'ouvrent séparément au fond d'un cul-de-sac placé vers l'extrémité de la verge et auquel aboutit une fente venue du gland. Enfin, dans les Monotrèmes le canal de Méry se joint au petit conduit séminal qui commence dans le cul-de-sac formé par l'urèthre avant sa terminaison dans le cloaque et se continue jusqu'au gland. Par tous ces exemples on voit combien est variable la terminaison du conduit excréteur des glandes de Méry.

Chez les femelles les glandes de Méry sont représentées par les glandes de Bartholin.

CHAPITRE V

HOMOLOGIE DES ORGANES GÉNITAUX EXTERNES DE L'HOMME ET DE LA FEMME

1° Théorie des Philosophes de la nature.

Avant de commencer la recherche et la discussion des analogies et des homologies des organes génitaux externes dans les deux sexes, il serait intéressant, pensons-nous, de parler de la *théorie des analogues*, de cette théorie qui de tout temps a préoccupé les naturalistes philosophes et particulièrement ceux qui, en Allemagne, ont été nommés « les PHILOSOPHES DE LA NATURE ». Cette théorie a eu des adversaires ardents qui, par excès de prudence, se confinaient dans la nomenclature des faits, des détails et ne voulaient pas en sortir. L'appréhension outrée des généralisations conduit à l'immobilisme, comme l'a dit Is. GEOFFROY ST-HILAIRE. Mais l'excès dans l'hypothèse, dans la théorie, dans la généralisation, si on néglige les faits d'observation, a aussi ses dangers. Les « PHILOSOPHES DE LA NATURE » auraient pu dire comme Gros René de Molière :

> Nous aimons mieux, nous autres gens d'étude,
> Une comparaison qu'une similitude.

Ils ne faisaient guère, en effet, que des comparaisons entre des parties qui n'ont rien de similaire. La prétention d'ériger en lois générales de la nature les résultats de quelques observations isolées, de vouloir embrasser tous les faits dans des théories improvisées, a conduit une certaine école à cet absurde aphorisme : « Philosopher sur la nature, c'est créer la nature » (SCHELLING). De là les fantastiques errements de quelques-uns de ses adeptes. En poussant les analogies au-delà de leurs limites, en forçant les homologies, on les a vus considérer comme des analogues des organes génito-urinaires, tantôt les organes digestifs, tantôt les organes de la respiration, les poumons représentant les reins, le larynx correspondant à la vessie ; tantôt le cerveau, sous le rapport de la substance, du testicule ; ailleurs l'os lingual sera comparé à l'os du pénis, et d'autres analogies seront trouvées entre la langue et l'organe copulateur. C'étaient là des conséquences forcées de ce principe que « chaque partie et chaque partie de partie doit toujours représenter le tout. »

2° Théorie de Diderot.

Des esprits plus sains, s'inspirant d'ARISTOTE, qui déjà avait comparé les plumes et les écailles, les ongles et la corne; qui avait constaté la ressemblance entre l'aile de l'Oiseau et le membre antérieur du Quadrupède, ces esprits, disons-nous, recherchèrent aussi les analogies que les animaux peuvent offrir dans leur composition. Mais, s'ils évitèrent les grossières exagérations de « L'ÉCOLE ALLEMANDE » (1), ils firent d'heureuses découvertes qui ont placé quelques-uns d'entre eux parmi les « précurseurs de DARWIN ». Néanmoins l'état de la science à cette époque ne leur permettait pas encore d'éviter nombre d'erreurs. Elles sont résumées, pour ainsi dire, dans ce passage d'un des plus parfaits chefs-d'œuvre de DIDEROT : « La Femme a toutes les parties de l'Homme, et la seule différence qu'il y ait est celle d'une bourse pendante au dehors, ou d'une bourse retournée en dedans; un fœtus femelle ressemble, à s'y tromper, à un fœtus mâle; la partie qui occasionne l'erreur s'affaisse dans le fœtus femelle à mesure que la bourse intérieure s'étend; elle ne s'oblitère jamais au point de perdre sa première

(1) Nous ne parlons ici, on le comprend bien, que de cette école qui a prétendu fonder la science par la « pensée » et non de celle qui a produit les WOLFF, les MULLER et autres qui ont fait faire tant de progrès à la science embryologique.

forme; elle garde cette forme en petit; elle est susceptible des mêmes mouvements; elle est aussi le mobile de la volupté; elle a son gland, son prépuce, et on remarque à son extrémité un point qui paraîtrait avoir été l'orifice d'un canal urinaire qui s'est fermé; il y a dans l'Homme, depuis l'anus jusqu'au scrotum, intervalle qu'on appelle le périnée, et du scrotum jusqu'à l'extrémité de la verge, une couture qui semble être la reprise d'une vulve faufilée, les femmes qui ont le clitoris excessif ont de la barbe; les eunuques n'en ont point, leurs cuisses se fortifient, leurs hanches s'évasent, leurs genoux s'arrondissent, et, en perdant l'organisation caractéristique d'un sexe, ils semblent s'en retourner à la conformation caractéristique de l'autre... »

On voit que si le génie de l'auteur du *Rêve de d'Alembert* n'a pas deviné d'une façon précise tout ce que l'*Embryologie* devait établir plus tard d'une façon nette et précise, au moins il a entrevu les résultats scientifiques que devaient donner les anaogies.

3° Lois d'Etienne Geoffroy-St-Hilaire.

C'est à ETIENNE GEOFFROY-ST-HILAIRE que revient l'honneur d'avoir créé la *théorie des analogues*, celle qui a servi à découvrir les ressemblances, plus difficiles à trouver que les différences.

ETIENNE GEOFFROY-ST-HILAIRE ne s'arrêta pas à

l'étude des analogies *évidentes*, à celles que tout le monde admettait. Il s'appliqua particulièrement à la recherche des analogies *cachées*, à celles qui demandent que le raisonnement suive l'observation. C'est en se basant sur sa théorie « *l'unité de composition* », sur l'observation d'un grand nombre de faits, sur l'étude de l'embryon en voie de formation, sur les *retardements de développement* qui produisent les monstres, sur son *principe des connexions*, principe qui lui permet de suivre et de reconnaître un organe à travers tous les changements qu'il peut subir dans la série animale, c'est en recherchant la signification des organes rudimentaires, en établissant ses lois sur le *balancement des organes*, sur les unions similaires, sur les *affinités de soi pour soi*, qu'il constitue et qu'il complète sa théorie *des analogues*, sur laquelle nous ne nous étendrons pas davantage. Nous dirons seulement avec M. Mathias Duval : « C'est un grand événement dans l'histoire du transformisme que cette question des éléments d'études fournis par l'embryologie, et signalée pour la première fois par Etienne Geoffroy St-Hilaire ».

4° Organes analogues et organes homologues.

Malheureusement, en établissant des ressemblances d'après le principe des fonctions, d'après les rapports d'usage et de nature, une confusion est rapidement survenue entre les organes qui ont la même fonction et ceux qui ont la même morphologie. Ainsi l'aile de l'Insecte et l'aile de la Chauve-souris ont été considérées comme analogues. Elles le sont par l'usage seulement, non par la morphologie. Il a donc fallu établir une distinction, restreindre le sens du mot *analogue*, ne le donner qu'aux organes qui ont la même fonction, comme l'aile de l'Insecte et l'aile de la Chauve-souris, par exemple, et donner le nom d'*homologues* à ceux qui se correspondent par leur nature, leur origine, leur morphologie. Tels sont : l'aile de la Chauve-souris, l'aile de l'Oiseau, le bras de l'Homme.

Pour citer d'autres exemples, nous dirons : les branchies des Poissons et les poumons des Mammifères sont des organes analogues; il y a analogie encore, comme organe du sens génital, entre le gland du Mammifère et le pouce de la Grenouille. Il y a homologie entre la vessie natatoire du Poisson et le poumon de l'Homme.

Les homologies peuvent se diviser en deux classes :

1° Les *homologies sériaires ou sérialaires*, par exemple : les vertèbres; les membres thoraciques et les membres abdominaux;

2° Les homologies spéciales, par exemple : le même organe dans la série (l'humérus dans le type des Vertébrés).

Dans l'étude qui fait l'objet de cette thèse, dans

l'appareil génital extérieur ou superficiel, il ne peut y avoir que des homologies spéciales.

Ces distinctions seules peuvent faire éviter les erreurs dans lesquelles on tombe quelquefois aujourd'hui encore. Ainsi, certains auteurs, se fondant sur le principe des connexions de GEOFFROY-ST-HILAIRE, considèrent l'ensemble formé par les vésicules séminales et la prostate chez l'Homme comme correspondant à l'utérus de la Femme, parce que, disent-ils, d'une part, les vésicules séminales sont un organe de l'emmagasinement du sperme qu'elles reçoivent par les canaux déférents, qu'elles sont recouvertes par un tissu fibreux qui les réunit entre elles et qu'elles sont placées derrière la vessie ; d'autre part, l'utérus est aussi un organe de réception des ovules qui sont apportés par les trompes ; il est formé de tissu résistant, et placé derrière la vessie. Or, les homologies ne pouvant être tirées que de la morphologie, quels que soient l'aspect, la configuration, la place et l'usage des organes, l'embryologie, dans le cas qui nous occupe, nous montre que l'homologue de l'utérus n'est pas constitué par les vésicules séminales et la prostate, mais par l'utricule prostatique.

C'est donc l'origine embryologique qui doit nous servir de critérium pour établir les homologies, c'est la seule base solide sur laquelle on puisse asseoir la distinction entre les organes analogues et les organes homologues.

Nous résumons, sous forme de tableaux synoptiques, les homologies des organes génitaux de l'Homme et de la Femme.

La plupart de ces homologies sont tellement connues et si unanimement admises par tous les auteurs, qu'il serait oiseux de s'y arrêter pour en discuter la légitimité.

Nous nous bornerons seulement à traiter de quelques homologies, encore discutées, entre certains des organes qui dérivent du sinus uro-génital.

Tableaux synoptiques représentant les homologies des organes génitaux internes (profonds) et externes (superficiels) de la Femme et de l'Homme.

HOMOLOGIES DES ORGANES GÉNITAUX INTERNES OU PROFONDS DE LA FEMME ET DE L'HOMME.

EMBRYON.		FEMME.	HOMME.
Glande génitale.	P. FÉMININE	Ovaire (oophore)	
	P. MASCULINE		Testicule (didyme).
Canal de Muller.	P. INITIALE	Pavillon de la trompe	*Hydatide non pédiculée* (sur le testicule).
	P. MOYENNE	Trompe, utérus et vagin	*Utricule prostatique.*
	P. TERMINALE	Hymen	*Verumontanum.*
Corps de Wolff.	CANALICULES SUP.	*Hydatide pédiculée* (de l'organe de Rosenmuller)	*Hydatide pédiculée* (sur l'épididyme).
	CANALICULES MOY.	*Organe de Rosenmuller* (époophore)	Canaux efférents et p. correspondante de l'épididyme.
	CANALICULES INF.	*Parovarium* (paroophore)	*Organe de Giraldès* (paradidyme).
Canal de Wolff.		*Canal de Gærtner* (Vache, Brebis)	P. de l'épididyme placée au-delà des canaux efférents et de l'organe de Giraldès. Canal déférent. Vésicule séminale. Canal éjaculateur.

HOMOLOGIES DES ORGANES GÉNITAUX EXTERNES OU SUPERFICIELS DE LA FEMME ET DE L'HOMME.

EMBRYON.			FEMME.			HOMME.	
SINUS URO-GÉNITAL :	P. ALLANTOIDIENNE		URÈTHRE			*P. prostatique*	De l'URÈTHRE.
	P. VESTIBULAIRE :		BULBE DU VAGIN.			*P. bulbaire*	
		Replis génitaux :	PETITE LÈVRE	*Lame vestibulaire* (muqueuse)	P. sous-excrétoire.	*P. membraneuse*	
					P. sus-excrétoire et frein clitoridien.	*P. pénienne*	
				Lame cutanée	Capuchon clitoridien		FOURREAU et PRÉPUCE PÉNIENS
					P. sous-clitoridienne.	1/2 *inférieure*	Du SCROTUM.
			GRANDE LÈVRE.			1/2 *supérieure*	
		Bourgeon génital.	CLITORIS				PÉNIS.

Nota : Les muscles *ischio* et *bulbo-péniens* (ischio et bulbo-caverneux) ont pour homologues les muscles *ischio* et *bulbo-clitoridiens* (ischio-clitoridien et constricteur du vagin).

5° L'hymen est-il l'homologue du verumontanum, ou bien du bulbe de l'urèthre?

Ainsi qu'on le voit d'après le tableau ci-dessus, l'hymen de la Femme est représenté chez l'Homme par le verumontanum. Cette homologie est à peu près admise sans conteste. Toutefois dans un remarquable travail publié par M. S. Pozzi en 1884, l'hymen est considéré comme l'homologue du bulbe uréthral de l'Homme.

Le sujet qui a servi de base au travail de M. Pozzi (L. B..., âgé de 27 ans) avait un pénis de 5 centimètres de long, dont le fourreau et le prépuce étaient bien conformés supérieurement; mais inférieurement le fourreau était représenté par une bride médiane saillante, et creusée d'une légère rainure. Celle-ci, partant du sommet imperforé du gland, arrivait jusqu'à la racine du pénis pour passer de chaque côté de l'ouverture de l'urèthre. Cet orifice s'ouvrait à 2 centimètres 1/2 en arrière de la racine du pénis, dont il était séparé par une dépression naviculaire. Au-dessous se trouvait une petite saillie annulaire comparable à un hymen, qui formait avec la bride un 8 de chiffre entourant le méat et la fourchette. Les testicules étaient contenus dans les lèvres vulvaires.

« Dans l'observation actuelle, dit M. Pozzi, il y a

eu manifestement avortement complet de la formation intermédiaire (vagin) et développement intégral de la formation extérieure (vulve) ; or nous trouvons un hymen normal. N'est-ce pas une forte présomption, pour ne pas dire plus, en faveur de l'origine extérieure de l'hymen? Pour échapper à cette conclusion naturelle, il faut faire la supposition peu admissible que, tandis que tout le vagin avortait supérieurement, il se développait juste assez en bas pour donner lieu à la dépression légère que nous avons signalée en arrière de l'hymen, et à cette membrane elle-même. Mais ce fait est formellement en désaccord avec ce que nous savons de l'évolution de la cavité vaginale aux dépens des conduits de Muller qui procède toujours de haut en bas. Si donc une portion de ces conduits avait échappé à l'atrophie, c'eût été plutôt la partie supérieure que l'inférieure. L'explication suivante est bien plus légitime : le petit infundibulum qui occupe, chez cette femme, l'entrée de la vulve, est produit par le sinus urogénital. »

Il existe des dispositions comparables à celles-ci, et qui, au premier abord, peuvent, sans doute, paraître favorables au raisonnement de M. Pozzi.

Ainsi, sur un enfant observé par Eschricht, le pénis développé était creusé d'un canal uréthral. Le scrotum était vide et aplati. Deux ovaires étaient suivis de deux trompes qui se terminaient par un utérus au col imperforé. Mais il n'y avait pas de vagin.

Mollière (de Lyon) a observé une fille qui, à côté d'organes génitaux externes bien conformés, possédait un utérus normal, sans qu'il y eût la moindre trace de vagin.

Mais on connaît un nombre bien plus considérable d'observations, dans lesquelles ce n'est point la partie terminale des conduits de Muller qui fait défaut, mais bien leur partie initiale.

Sur une Chèvre disséquée par Etienne Geoffroy-St-Hilaire (1), le vagin était suivi d'un utérus bicorne; mais *les trompes manquaient presque complètement*, car elles n'étaient représentées que par de petits canaux très courts et aveugles.

Schrell (2) a décrit un sujet chez lequel, à un vagin véritable succédait un utérus accompagné *de trompes rudimentaires*.

Sur un Bœuf disséqué par Hunter (3) le vagin était suivi d'un utérus bicorne; mais les *trompes étaient totalement absentes*.

Le même auteur (4) a étudié un Ane, dans lequel le vagin et l'utérus étaient mal conformés et dont *les trompes étaient également absentes*.

Delle Chiaie (5) a observé une Chèvre, dont le vagin était suivi d'un utérus normal, c'est-à-dire bicorne; mais les cornes utérines se terminaient en cæcum, et il n'y avait pas la *moindre trace de trompes*.

(1-2-3-4-5) Nous donnons plus loin la description complète de tous ces cas.

Enfin il existe des observations, dans lesquelles non seulement *les trompes, mais aussi l'utérus, faisaient défaut;* le vagin seul persistait.

Dans un cas décrit par Ricco, à côté d'un clitoris normal, et de deux grandes lèvres, également normales, on voyait *un vagin de 5 centimètres de long.* Le même sujet avait deux testicules retenus à l'anneau, des canaux déférents et des vésicules séminales.

M. Pozzi (1) a étudié un sujet dépourvu d'utérus dont le vagin avait 7 centimètres de long.

Giraldès (2) a disséqué un individu qui était aussi dépourvu d'utérus et dont le vagin avait 9 centimètres de profondeur.

Dans ces trois dernières observations les conduits de Muller n'étaient donc représentés que par leur partie terminale; quant à leurs parties moyenne et initiale, elles avaient entièrement disparu. Nous voyons donc que, contrairement à l'opinion soutenue par M. Pozzi, la partie atrophiée de ces conduits n'est pas toujours celle qui est la plus rapprochée de la vulve.

De tout ce qui précède nous pouvons conclure que l'atrophie ou le non développement des conduits de Muller se fait aussi bien de haut en bas que de bas en haut.

Il peut même arriver que les deux extrémités

(1-2) Nous donnons plus loin la description complète de ces deux cas.

initiale et terminale des conduits de Muller persistent seules. C'est ce que nous voyons chez l'Homme, où l'hydatide non pédiculée d'une part, le verumontanum et l'utricule prostatique de l'autre, représentent ces deux extrémités, ainsi que tous les embryologistes s'accordent à le dire.

Et maintenant nous allons résumer brièvement quelles sont les homologies que M. Pozzi établit pour certaines parties de l'urèthre masculin.

D'après le tableau synoptique placé à la page 11 du mémoire de M. Pozzi, la portion de l'urèthre masculin qui s'étend depuis l'utricule prostatique jusqu'à l'origine de la région pénienne (c'est-à-dire une partie de la région prostatique et la région membraneuse tout entière) a pour homologue la portion terminale du vagin (c'est-à-dire celle qui est immédiatement située en arrière de l'hymen).

Pour ce même auteur le bulbe masculin a pour homologue l'hymen ; l'origine de la portion pénienne, c'est-à-dire celle qui s'étend depuis le collet du bulbe jusqu'à l'orifice des glandes de Méry et représentée par la portion sus-excrétoire de la lame vestibulaire des petites lèvres, région où débouchent les glandes de Bartholin.

Telles sont, si nous avons bien compris le tableau de M. Pozzi, les homologies principales de l'urèthre masculin dans une partie des organes génitaux féminins externes. Ajoutons que la nomenclature dont nous nous servons ici diffère de celle employée par

M. Pozzi ; mais nous avons cru préférable de ramener les diverses dénominations employées par cet auteur à celles dont nous nous sommes servi dans l'ensemble de notre travail.

Quant à l'homologie de la partie de l'urèthre masculin qui s'étend du col vésical à l'utricule prostatique, nous l'avons vainement cherchée dans le mémoire de M. Pozzi. Mais, comme cet auteur oublie également de parler de l'homologie de l'urèthre féminin, nous supposons qu'à ses yeux ces deux organes doivent avoir la même valeur.

6° La portion membraneuse de l'urèthre masculin est-elle représentée chez la Femme ?

Il y a quelques mois, dans un fort beau travail sur la comparaison des organes génitaux externes de l'Homme et de la Femme (1), M. le Dr L. Picqué arrivait à cette conclusion : que l'urèthre féminin tout entier aurait pour homologue la portion prostatique de l'urèthre masculin, tandis que la portion membraneuse de ce dernier ne serait nullement représentée chez la Femme.

« On sait, dit M. Picqué, que, chez l'Homme, la portion membraneuse de l'urèthre est comprise entre le verumontanum et l'orifice excréteur des glandes de Méry. Si cette région existait chez la Femme, elle devrait se trouver placée entre l'hymen, point où se trouve chez l'Homme le verumontanum et l'orifice excréteur des glandes de Bartholin, qui

(1) Encyclopédie internationale de chirurgie.

sont les homologues des glandes de Méry. Or, les glandes de Bartholin débouchant immédiatement au-devant de l'hymen, il en résulte que cette portion du canal de l'urèthre masculin n'est pas représentée chez la Femme, ou que, du moins, elle l'est seulement par un plan linéaire passant entre l'hymen et l'orifice superficiel des glandes de Bartholin. »

Pendant fort longtemps le raisonnement de M. Picqué nous a paru absolument convaincant, et nous avons beaucoup hésité avant de formuler une conclusion contraire à celle qui nous avait d'abord entièrement séduit. Après mûre réflexion, voici comment nous concevons l'homologie des diverses parties des urèthres masculin et féminin.

Pour nous, comme pour M. Picqué et probablement aussi pour M. Pozzi, l'urèthre féminin tout entier a pour homologue la portion prostatique de l'urèthre masculin. Nous avons, d'ailleurs, déjà exposé ci-dessus pourquoi, contrairement à l'opinion de M. Pozzi et d'accord avec M. Budin et la plupart des auteurs, nous considérions l'hymen et le verumontanum comme deux organes parfaitement homologues.

En marchant à leur rencontre pour se souder l'une avec l'autre, les deux moitiés du bulbe séparent la lame vestibulaire de la lame cutanée de la petite lèvre, qui se soude aussi à sa congénère opposée. D'un autre côté, les deux lames cutanées de la petite lèvre se fusionnent également et forment ainsi, suivant la remarque aussi juste que nouvelle de M. PICQUÉ, la moitié inférieure du scrotum, tandis que la moitié supérieure de cette poche est formée par les grandes lèvres.

Quant à la lame vestibulaire, on peut la considérer comme subdivisée en deux parties :

1° Une portion sous-excrétoire (1) ;

2° Une portion sus-excrétoire ;

La première portion fournira la muqueuse de la région membraneuse de l'urèthre masculin.

La deuxième portion et le frein clitoridien donneront la muqueuse de la portion pénienne.

Enfin, le fourreau et le prépuce sont formés par la soudure des bords latéraux du capuchon clitoridien, qui, on le sait, dépend du prolongement de la lame cutanée des petites lèvres.

En déterminant comme nous l'avons fait l'homologie de la portion membraneuse de l'urèthre masculin avec la portion sous-excrétoire de la lame vestibulaire de la petite lèvre, il peut sembler au premier abord que nous sommes en contradiction formelle avec le grand *principe des connexions* de notre illustre ETIENNE GEOFFROY-SAINT-HILAIRE. Mais cette apparente contradiction nous paraît facile à expliquer.

Dans le sexe féminin, la partie terminale des

(1) Nous appelons *portion sous-excrétoire* la partie sous-jacente aux orifices excréteurs des glandes de Bartholin et *portion sus-excrétoire* celle qui est placée au-dessus des mêmes orifices.

conduits de Muller et la portion allantoïdienne de l'urèthre subissent un développement parallèle et solidaire, que M. Budin a traduit de la façon la plus claire en disant : « *Le vagin entraîne l'urèthre qui lui est adhérent.* » Quant à l'orifice excréteur des glandes de Bartholin, il est annexé à la portion de la lame vestibulaire de la petite lèvre qui, dans ce cas, se trouve en rapport avec l'hymen.

Dans le sexe masculin, la même solidarité existe : d'une part, entre la portion allantoïdienne de l'urèthre et la partie terminale des conduits de Muller ; de l'autre, entre l'orifice excréteur des glandes de Méry et la portion de la lame vestibulaire qui se serait trouvée en rapport avec l'hymen si les conduits de Muller et la portion allantoïdienne de l'urèthre avaient subi un développement aussi grand que celui qu'ils acquièrent dans le sexe féminin.

Mais l'atrophie des conduits de Muller détermine une atrophie, ou plutôt un développement moins grand de la portion allantoïdienne de l'urèthre. De sorte que le verumontanum et la fin de la région prostatique (allantoïdienne) de l'urèthre masculin se trouvent dans un point plus rapproché de la vessie et partant plus éloigné du phanère génital que leurs parties homologues, c'est-à-dire l'hymen et le méat urinaire de la Femme.

En conséquence, la portion de la lame vestibulaire placée entre l'orifice excréteur des glandes de Bartholin et l'extrémité inférieure de cette même lame, au lieu d'être placée sur les côtés de l'hymen, viendra rejoindre en arrière le verumontanum, et, se soudant à sa congénère, formera à la fois la portion membraneuse de l'urèthre et l'origine de sa portion spongieuse.

Voilà comment il se fait que, tout en restant absolument homologues, les glandes de Méry et les glandes de Bartholin se terminent, les premières à une certaine distance du verumontanum (hymen masculin), tandis que les autres ont leur orifice excréteur sur les côtés mêmes de l'hymen.

Lorsque nous nous sommes occupé des glandes de Méry nous avons vu que la partie terminale de leur conduit excréteur était extrêmement variable. C'est ainsi que celles du Sanglier vont s'ouvrir dans un cul-de-sac creusé sur le bulbe uréthral ; que celles de l'Ecureuil vont déboucher au milieu de l'urèthre, que celles de l'Ichneumon se terminent au voisinage du gland.

D'ailleurs, ce changement dans les connexions n'est pas le seul qui se rencontre dans l'organisme. Ainsi, par exemple, dans le crâne, au niveau de la région que notre illustre et regretté maître Broca a appelé le *ptéréon*, l'écaille du temporal est habituellement séparée du frontal par le bord supérieur de la grande aile sphénoïdale, bord qui se trouve en rapport à la fois avec le frontal et avec le pariétal. Mais il arrive que la suture fronto-pariétale se continue directement avec la suture sphéno-temporale : c'est ce que Broca désignait sous le nom de *ptéréon croisé.* Dans certains cas mêmes, le frontal, s'étendant un peu plus en arrière et le temporal un peu plus en avant, l'écaille de ce dernier se trouve en rapport avec le bord inférieur du frontal, tandis que le sphénoïde se trouve, de ce fait, entièrement isolé du pariétal : cette dernière disposition avait reçu de Broca le nom de *ptéréon renversé.*

Nous savons aujourd'hui que le scapulum est formé par la réunion de trois pièces (1. corps du scapulum, 2. apophyse coracoïde, 3. point sus-glénoïdien), qui représentent les trois pièces constituantes de l'os coxal (1. ilion, 2. pubis, 3. ischion). Mais, tandis qu'à la hanche le fémur s'articule à la fois avec l'ilion (1), le pubis (2) et l'ischion (3), à l'épaule, au contraire, l'humérus, homologue du fémur, ne s'articule qu'avec les représentants de l'ilion (1) et de l'ischion (3), c'est-à-dire avec le corps du scapulum (1) et le point sus-glénoïdien (3). Quant au représentant du pubis (2), c'est-à-dire l'apophyse coracoïde (2), comme il ne prend aucune part à la formation de la cavité glénoïde, il n'a que des rapports médiats avec la tête humérale, tandis que le pubis (2) est au contraire en rapport immédiat avec la tête fémorale. Ce changement dans les connexions est dû, sans doute, à l'atrophie des deux dernières pièces scapulaires, apophyse coracoïde (2) et point sus-glénoïdien (3).

Dans les Crocodiles (Cuvier) la cavité cotyloïde, très large, est formée seulement par l'ilion (1) et par l'ischion (3). Ici donc, le pubis (2) est exclu de la cavité cotyloïde, comme à l'épaule, son homologue, l'apophyse coracoïde (2), est exclue de la cavité glénoïde.

L'extrémité anti-brachiale de l'humérus s'articule avec les deux os de l'avant-bras, radius (*a*) et cubitus (*b*), qui ont pour homologues, à la jambe, le tibia (*a*) et le péroné (*b*). Mais l'extrémité jambière du fémur ne s'articule qu'avec le tibia (*a*). Le péroné (*b*) est donc exclu de l'articulation du genou, tandis que son homologue, le cubitus (*b*) appartient à l'articulation du coude. Ce changement de connexions résulte de l'hypertrophie de l'extrémité fémorale du tibia, hypertrophie qui, en vertu de la *loi du balancement des organes*, se fait aux dépens de l'extrémité correspondante du péroné.

Chez l'Ornithorhynque, dit Cuvier, le péroné, après avoir fourni une apophyse externe qui s'articule avec la tête du tibia et le condyle externe du fémur, s'élève fort au-dessus de cette tête en une lame large qui doit donner une insertion fort étendue aux muscles. Dans ce cas les deux os de la jambe s'articulent donc avec le fémur, comme les deux os de l'avant-bras avec l'humérus. Notons, en passant, que la forte apophyse du péroné, dont parle Cuvier, coexistant avec une rotule, est l'homologue de l'olécrâne cubital, de sorte que la rotule n'est point représentée au coude, ce qui constitue une nouvelle différence entre les deux régions homologues du coude et du genou.

L'extrémité carpienne du radius (*a*) et du cubitus (*b*) s'articule avec les trois premiers os de la première rangée du carpe, c'est-à-dire avec le scaphoïde (1), le lunaire (2) et le pyramidal (3). L'extrémité tarsienne du tibia (*a*) et du péroné (*b*) s'articule, au contraire, avec un seul os de la première rangée du tarse, l'astragale (2), qui représente le lunaire (2). Ici, en effet, l'homologue du lunaire (2), ayant pris un développement considérable, a pour ainsi dire éloigné des os de la jambe le scaphoïde (1), homologue de son homonyme carpien, et le calcanéum (3), (*) homologue du pyramidal (3). Ce changement dans les connexions entre les os de la première rangée tarsienne et les os de la jambe en entraîne d'autres entre ceux des deux rangées du tarse. C'est ainsi que, si, à la main, le lunaire (2) s'articule avec le troisième et le quatrième os de la deuxième rangée carpienne (grand os, 7 et os crochu, 8), au pied, l'astragale (2) est éloigné, par le scaphoïde, du troisième cunéiforme (7) et du cuboïde (8), homologues du grand os (7) et de l'os crochu (8). En revanche, tandis que le scaphoïde tarsien s'articule un peu avec le cuboïde (8), son homologue et homonyme carpien (1) n'a aucune connexion avec l'os crochu (8), homologue du cuboïde (8).

Ces différences dans les connexions entre des organes qui ne cessent pas d'être homologues, sont certainement bien plus grandes que celles qui exis-

(*) Le calcanéum représente à la fois le pyramidal (3) et le pisiforme (4).

tent entre les embouchures des orifices excréteurs des glandes de Bartholin et de Méry.

Or, c'est sur ces différences que MM. Pozzi et Picqué s'étaient basés pour conclure, le premier, à l'homologie de l'hymen et du bulbe masculin, le second, à l'absence de la portion membraneuse de l'urèthre chez la Femme.

Nous croyons donc avoir suffisamment le droit de conclure :

1° Que l'hymen n'est point l'homologue du bulbe masculin, mais du verumontanum ;

2° Que le bulbe du vagin est l'homologue du bulbe masculin ;

3° Enfin, que la portion membraneuse de l'urèthre masculin est réellement représentée chez la Femme, où elle a pour homologue la portion sous-excrétoire de la lame vestibulaire de la petite lèvre.

CHAPITRE VI

ANOMALIES DES ORGANES GÉNINAUX EXTERNES DE L'HOMME ET DE LA FEMME

Anomalies des organes génitaux externes de l'Homme

— Vices de conformation de la verge.

On peut les diviser en anomalies par défaut, par excès et par déformation.

A — Anomalies par défaut.

Absence totale de la verge. Les individus atteints de ce vice de conformation ne sont pas viables ou présentent d'autres anomalies multiples. Les exemples en sont très rares. DEMARQUAY cite le cas d'un jeune homme de 27 ans chez lequel la verge manquait absolument ; l'urine et le sperme s'écoulaient par le rectum dans lequel s'abouchait l'urèthre.

Atrophie de la verge. Cette anomalie ne se présente que très rarement seule, nous en verrons un grand nombre de cas parmi les hermaphrodites, elle s'accompagne toujours d'atrophie des testicules.

B — Anomalies par excès.

Verge double. Les cas connus de verge double appartiennent à des monstres doubles complets ou incomplets.

C — Anomalies par déformation.

Torsion de la verge. Les observations de ce cas sont très rares. La torsion de la verge coïncide avec d'autres anomalies et consiste en une incurvation qui place le dos de la verge sur le scrotum et peut gêner l'érection.

Palmure de la verge. Dans ce cas la face inférieure de la verge est reliée à la paroi antérieure du scrotum par une large membrane. Cette anomalie s'accompagne toujours de rétraction de la face inférieure des corps caverneux.

— Vices de conformation du prépuce.

Absence du prépuce. Cette anomalie ne se rencontre pas très fréquemment, et elle est sans conséquence sérieuse.

Développement incomplet ou irrégulier du prépuce. Le gland reste découvert sur un de ses côtés, de l'autre il est découvert et débordé par un prolongement préputial.

Etroitesse du prépuce. Phimosis. L'orifice préputial peut présenter tous les degrés d'étroitesse, depuis celle qui permet à peine le passage d'un fin stylet, jusqu'à celle qui représente presque l'ouverture normale.

— Vices de conformation du scrotum. Ils seront décrits dans le chapitre des hermaphrodites.

— Vices de conformation de l'urèthre.

Rétrécissement ou occlusion de l'urèthre. L'étroitesse congénitale de l'urèthre est un fait d'observation assez fréquente; elle est quelquefois tellement accusée qu'elle permet à peine l'introduction d'un stylet, et gêne considérablement la miction. Son siège le plus habituel est au méat; cependant Gourdon cite un cas de double occlusion uréthrale, une au méat, l'autre au voisinage du col.

Dans d'autres cas, le méat semble bien formé extérieurement, mais se termine en cul-de-sac à quelques millimètres de profondeur.

Les oblitérations de l'urèthre ne se présentent pas toujours seules, elles s'accompagnent d'autres anomalies; elles sont dues à la fusion des parois du canal qui se transforme en un cordon fibreux.

Poches urineuses développées sur la portion pénienne de l'urèthre. Elles sont très rares. M. le professeur Guyon en cite deux cas dans sa thèse d'agrégation : la verge présentait une poche dans laquelle se déversait l'urine en sortant de la vessie, pour s'échapper ensuite normalement par le méat urinaire. Dans un des cas la poche ainsi distendue offrait le volume d'un œuf de poule ; dans l'autre la poche était tellement volumineuse que toute l'urine d'une miction pouvait s'y accumuler.

Il n'y avait pas dans ces cas dilatation de la paroi uréthrale, mais un vice de conformation de ce canal par lequel la fermeture de la gouttière uréthrale ne s'étant pas faite en un point, la paroi n'était plus constituée que par la peau.

Embouchures anormales de l'urèthre.

L'urèthre peut s'ouvrir sur les côtés du gland ou sur sa face dorsale, ou présenter plusieurs ouvertures pour un même gland.

Division ou absence de la paroi inférieure de l'urèthre. Hypospadias. Anomalie par laquelle l'urèthre s'ouvre sur la face inférieure du pénis à une distance variable de l'extrémité du gland.

Par ce que nous savons de la formation du canal de l'urèthre, il est facile de concevoir de quelle façon peut se produire cette anomalie, elle est due en effet à un arrêt dans le processus de soudure de la paroi inférieure de l'urèthre. Si cèt arrêt se produit avant la portion pénienne, il donne naissance à l'hypospadias périnéal ou périnéo-scrotal; s'il n'a lieu qu'au niveau de la région pénienne, on a l'hypospadias pénien ou balanique.

— *Division ou absence de la paroi supérieure de l'urèthre. Epispadias.* Cette anomalie est due à un défaut de soudure de la paroi supérieure du canal uréthral; si la division reste limitée au gland elle donne l'épispadias balanique, et l'épispadias complet lorsque la division s'étend du gland jusqu'au pubis.

Anomalies des organes génitaux externes de la femme.

Les vices de conformation de la vulve sont toujours accompagnés d'autres malformations, et seront étudiés dans le chapitre des hermaphrodites.

Hermaphrodismes.

Parmi les anomalies des organes génitaux externes de l'Homme et de la Femme, les plus remarquables et les plus intéressantes à étudier sont les hermaphrodismes.

D'après ce que nous savons sur la formation des organes internes de la génération, et sur la façon dont-ils évoluent vers le sexe mâle ou le sexe femelle, il est facile de concevoir que chez certains individus les organes génitaux internes, mâles et femelles, peuvent présenter un double développement, développement qui n'est jamais parfait; car il y a toujours un des segments qui se développe imparfaitement, quand l'imperfection ne les atteint pas tous deux (1).

Les organes génitaux externes de la Femme et de l'Homme dérivent d'une gouttière qui reste ouverte chez la première et se ferme chez le second, il est impossible de rencontrer à la fois ces deux dispo-

(1) On peut dire que ce double développement donne un résultat platonique, excepté chez quelques Invertébrés.

sitions l'une à côté de l'autre. Mais nous pourrons trouver une conformation intermédiaire à l'une et à l'autre.

Quant à l'individu bien organisé présentant à la fois les deux sexes complets et parfaits, dans le segment interne et dans le segment externe, il faut le reléguer parmi les héros mythologiques.

La définition de l'hermaphrodisme peut donc être celle-ci : vice de conformation des organes de la génération pouvant rendre douteuse la sexualité de l'individu.

Avant que les recherches scientifiques nous aient appris à considérer les hermaphrodites comme des individus arrêtés ou troublés dans le processus normal de leur développement, l'histoire nous montre par quelles croyances bizarres, par quels récits merveilleux on expliquait leur existence.

La naissance d'un enfant soupçonné d'hermaphrodisme était un présage de malheur pour la famille, pour l'Etat même ; aussi les Athéniens n'hésitaient-ils pas à précipiter dans la mer, et les Romains à jeter dans le Tibre un être aussi funeste à ceux qui l'entouraient. Tous ont considéré la naissance des monstres en général comme un signe de la colère divine, et, conséquence fatale, comme la menace d'un malheur à venir ; Ambroise Paré ne dit-il pas : « Monstres sont choses qui apparaissent outre le cours de la nature (et sont le plus souvent signes de quelque malheur à venir). » L'idée superstitieuse d'Ambroise Paré manifestée d'une façon un peu dubitative et qu'il croit devoir mettre entre parenthèses, était partagée et considérablement augmentée par le populaire, qui non content de faire disparaître cet augure inconscient, demandait le dernier supplice pour la mère qui, sans doute, avait eu commerce avec quelque démon. Et cette superstition ne s'est pas arrêtée à AMBROISE PARÉ : à la fin du XVIIe siècle, un hermaphrodite était considéré comme « *une injure à la nature* » et devait fatalement être mis à mort.

Il fallut, pour que la répulsion fît place à la tolérance, à la bienveillance, les travaux de HALLER, BLUMENBACH, BÉCLARD, DUGÈS, ETIENNE et ISIDORE GEOFFROY-ST-HILAIRE, SERRES, COSTE, etc., les discussions au sein des sociétés savantes, et principalement de la Société de chirurgie de Paris, montrant que ces malheureux étaient de simples infirmes, des déshérités de la nature, non des coupables.

Ces travaux, ces recherches, appuyées sur l'embryogénie et l'anatomie comparée, eurent pour résultat de jeter sur le sujet une lumière complète : en effet l'embryogénie nous apprend que l'hermaphrodisme est dû à un arrêt, à une perversion dans le développement fœtal, que l'individu qui en est atteint présente à l'état permanent, après sa naissance, l'un des états transitoires par lesquels il a passé pendant sa vie intra-utérine. « Les monstres, dit I. GEOFFROY-ST-HILAIRE sont, à quelques égards, des embryons permanents. »

L'anatomie comparée, à son tour, nous montre

que chez l'Homme ces états transitoires devenus permanents sont, le plus souvent, des effets d'atavisme et rappellent certains états normaux représentés dans les échelons plus ou moins élevés de la série animale.

Sans remonter jusqu'à AMBROISE PARÉ qui a donné une classification des hermaphrodites, sans nous arrêter à la classification de MECKEL, modifiée par BLUMEMBACH, puis par DUGÈS, nous citerons la magistrale classification que I. GEOFFROY-ST-HILAIRE a donnée daus son traité des *anomalies de l'organisation chez l'homme et les animaux* (1836).

Classification des Hermaphrodismes

Par Isidore Geoffroy-St-Hilaire

Classe	Caractère	N°		Dénomination
1re classe. Hermaphrodismes simples ou sans excès dans le nombre des parties.	Essentiellement mâle.	I	Hermaphrodite	masculin.
	» femelle.	II	»	féminin.
	Intermédiaire, ni mâle ni femelle.	III	»	neutre.
	En partie mâle en partie femelle.	IV	»	mixte.
2e classe. Hermaphrodismes complexes ou avec excès dans le nombre des parties.	Mâle avec parties femelles surajoutées.	V	»	masculin complexe.
	Femelle avec parties mâles surajoutées.	VI	»	féminin complexe.
	Double : un mâle et une femelle.	VII	»	bissexuel { imparfait. / parfait.

Nous n'avons pas pour objet de discuter les points défectueux de cette classification qui a été remaniée surtout en Allemagne où l'on exagéra le côté purement physiologique des observations.

Ce fut Jean Muller (1) qui donna la première place, dans l'étude des hermaphrodismes, à l'examen microscopique de la glande génitale. Seul, en effet, dans bien des cas, cet examen peut assurer le diagnostic de la sexualité, douteux ou impossible dans tous les autres points.

La valeur de la glande génitale est prépondérante dans cette étude, non seulement parce qu'elle permet de mettre l'individu à sa véritable place dans la nature, mais encore parce qu'elle nous explique les contradictions que nous présentent presque tous les hermaphrodites, entre leur sexe apparent et leur caractère, leur habitus extérieur : par exemple, un hermaphrodite féminin par l'aspect de ses organes génitaux externes, aura cependant la voix forte, de la barbe, les mamelles peu ou pas développées, et sera porté vers les femmes ; la raison en est que. derrière cette apparence trompeuse de sexualité, il y a une glande génitale masculine dont l'influence sur l'organisme le rappelle à son véritable rôle. On rencontre des exemples d'individus, masculins par leurs organes génitaux, qui ont cependant du pen-

(1) Jean Muller (*Entwickelungs geschichte der Genitalien*. Dusseldorff, 1830).

chant pour les hommes parce qu'ils ont une glande génitale féminine, et qui reviennent ensuite aux femmes lors de la ménopause, c'est-à-dire lorsque la vie physiologique de leur ovaire s'est arrêtée.

Du reste l'observation nous prouve, sans avoir besoin de recourir aux hermaphrodites, que la Femme normale, à l'époque de la ménopause, perd en partie son aspect féminin : les traits s'épaississent, la voix devient plus forte, le menton et les lèvres se recouvrent souvent de poils. D'un autre côté, la castration, chez les Animaux comme chez l'Homme, nous offre nombre d'exemples de l'influence sexuelle sur le moral et le physique de l'individu.

Quelle est l'explication que l'on peut donner de ce changement presque complet dans les habitudes, les goûts, l'aspect de l'individu qui, pour une cause ou pour une autre, n'est plus sous l'influence de sa sexualité ?

Nous n'en avons point trouvé de plausible et n'avons pas la prétention d'en essayer une.

Darwin fait intervenir des caractères sexuels latents qui existeraient aussi bien chez le mâle que chez la femelle, et se montreraient après la cessation des fonctions sexuelles qui en entravent le développement. Mais nous avouons franchement que cette interprétation du grand naturaliste anglais ne nous paraît pas très satisfaisante.

Si toutefois les hermaphrodites présentent des perversions dans leur habitus extérieur, dans leur caractère et leurs penchants, il est difficile d'en tirer une loi d'application générale.

En effet, dans le grand nombre d'observations que nous avons compulsées, nous avons constaté que ce chapitre intéressant du moral et du physique de l'individu avait toujours été complètement négligé, à quelques rares exceptions ; nous avons pu cependant en extraire les conclusions suivantes :

Dans les cas d'hermaphrodisme masculin, les seins peuvent être aussi développés que ceux d'une femme ou d'une jeune fille.

Chez les hermaphrodites féminins, les seins peuvent avoir un volume moyen, ou être peu développés; c'est cette dernière particularité qui se présente le plus souvent.

Chez les hermaphrodites masculins la barbe est peu abondante, souvent même elle fait défaut ; le port est plutôt féminin que masculin, mais il n'y a pas de règle absolue.

Chez les hermaphrodites femelles on peut rencontrer une véritable barbe ; le port extérieur est le plus souvent masculin.

Les penchants que les hermaphrodites mâles manifestent pour les femmes, ne suivent pas non plus une règle bien déterminée ; le plus souvent nous trouvons chez eux un penchant pour les femmes, aussi développé que chez les hommes normaux, tantôt de l'indifférence sexuelle, quelquefois même du penchant pour les hommes.

Comme les hermaphrodites mâles, les hermaphrodites femelles sont tantôt portés vers le sexe masculin, tantôt vers le sexe féminin ; d'autres fois enfin, ils n'ont aucun penchant sexuel.

Nous avons rencontré, dans le cours de nos recherches, quelques particularités intéressantes à signaler sur le moral de ces individus.

Dans Is. G. Saint-Hilaire, nous avons rencontré une observation d'hermaphrodite femelle, rapportée par Morand, dans laquelle il est dit que le sujet avait d'abord du penchant pour le sexe féminin, et que lorsque la barbe lui poussa, il porta ses préférences vers le sexe masculin.

Dans un cas de Renauldin, cité dans le même ouvrage, le sujet de l'observation, qui était un hermaphrodite mâle, avait des goûts et des habitudes virils, mais une profonde horreur pour le sein des femmes; il était lui-même porteur de deux mamelles très développées.

CHAPITRE VII

OBSERVATIONS

Nous avons vu que le verumontanum représentait l'hymen, et l'utricule prostatique la partie terminale du vagin. Il peut arriver qu'un véritable vagin, accompagné d'un utérus et de deux trompes, débouche dans la région prostatique de l'urèthre.

Sur un soldat de 22 ans, dont Petit (de Namur) (1) fit l'autopsie, à côté d'un pénis normalement conformé, on voyait un scrotum vide et non divisé. Les testicules, petits, mous et occupant la position des ovaires, étaient suivis de leur épididyme et de leur canal déférent qui, ainsi que les vésicules séminales, allaient, comme à l'ordinaire, s'ouvrir dans la région prostatique de l'urèthre. En outre, dans cette même région, on voyait l'orifice d'un utérus muni de ses deux trompes. Celles-ci, dépourvues de leur pavillon, se portaient aux testicules.

(1) Toutes les observations ci-après qui ne sont pas indiquées dans l'index bibliographique ont été prises dans Isidore Geoffroy-St-Hilaire.

Sur un fœtus de 6 mois, dont le scrotum était vide, disposition qui, d'ailleurs, est normale à cet âge, à côté d'un appareil masculin complet, MAYER observa un utérus suivi d'un vagin qui, par un très petit orifice, s'abouchait dans l'urèthre au voisinage du col de la vessie.

Le même auteur nous a transmis l'histoire d'un Chien adulte, dans lequel les testicules, plus petits qu'à l'ordinaire, d'une structure un peu imparfaite, et encore contenus dans l'abdomen, étaient suivis de eur épididyme et de leur conduit déférent à peu près normalement développés et allant s'ouvrir dans l'urèthre. Ce dernier canal recevait en outre un vagin suivi d'un petit utérus bicorne, dont l'une des trompes, assez développée, se portait jusqu'au testicule de son côté.

Sur un Bœuf, muni d'un appareil masculin complet, et dont les testicules étaient dans le scrotum, MASCAGNI a observé un utérus et un vagin terminé dans l'urèthre, entre les orifices spermatiques (1).

*
* *

Dans tous les cas précédents une partie de l'appareil féminin interne se trouve greffé sur un canal uréthral, chez des individus où l'appareil masculin

(1) En outre, près du testicule gauche, se trouvait un ovaire.

est complet. Nous pouvons voir aussi un appareil féminin interne complet déboucher dans le canal uréthral.

Sur un enfant de 6 semaines, Heppner a observé une disposition de ce genre. Le sujet avait deux ovaires, deux trompes, un utérus et un vagin débouchant dans la première portion de l'urèthre, entourée d'une véritable prostate. Mais le méat urinaire s'ouvrait à la base du clitoris (1).

Dans ce cas l'appareil féminin ne différait de la conformation normale qu'en ce que la partie terminale du vagin n'avait pas subi un développement parallèle à celui de l'urèthre.

Nous devons à Follin une observation assez voisine de la précédente. Le sujet avait deux trompes, un utérus rudimentaire suivi d'un vagin également rudimentaire qui débouchait dans l'urèthre. Le méat urinaire s'ouvrait à la racine d'un clitoris long de 6 centimètres ; pas de fente vulvaire, et deux saillies latérales différant autant des grandes lèvres que du scrotum (2).

Les deux cas précédents nous acheminent vers une disposition observée par Bouillaud et Manec sur un sujet de 62 ans.

(1) En outre, ce sujet était porteur de deux testicules ; mais il n'y avait ni canaux déférents, ni vésicules séminales.

(2) Ce sujet n'avait pas d'ovaire, mais près de la trompe gauche était un testicule pourvu de ses tubes séminifères.

A l'autopsie, ces deux auteurs trouvèrent deux ovaires, deux trompes, un utérus et un vagin dont l'extrémité terminale et rétrécie venait s'ouvrir au niveau de la première portion de l'urèthre. A cette région, entourée, comme chez l'Homme, d'une prostate, faisaient suite une région membraneuse et une région pénienne. Le clitoris ne différait du pénis que par la situation du méat urinaire, qui, au lieu d'occuper le centre du gland, était percé à sa base. A la place où aurait dû être la vulve, se trouvait un raphé très épais; il n'y avait pas de grandes lèvres, et la peau de la région correspondante se distinguait seulement par un certain degré de laxité.

Luigi de Crecchio nous donne une observation à peu près semblable. A deux ovaires étaient annexées deux trompes aboutissant à un vagin long de 6 centimètres et ayant une circonférence de 4 centimètres. Ce dernier canal s'ouvrait dans la première portion de l'urèthre entouré d'une véritable prostate ; quant au méat urinaire, il s'ouvrait à la base d'un gland clitoridien qui avait 8 centimètres de circonférence. Le clitoris formé par deux corps caverneux très volumineux était long de 6 centimètres au repos et de 10 à l'état d'érection. Pas la moindre trace de fente vulvaire. Enfin, les grandes lèvres étaient représentées par des replis cutanés.

Nous pouvons résumer ces deux dernières observations en disant que l'appareil féminin génital interne complet était greffé sur un urèthre entièrement masculin, puisque celui-ci se composait de ses trois portions normales (prostatique, membraneuse et pénienne).

*
* *

Dans certains cas, au lieu que le vagin s'ouvre dans l'urèthre, c'est au contraire l'urèthre qui s'ouvre dans le vagin.

Foville a observé un sujet qui avait deux ovaires, deux trompes, un utérus et un vagin. Ce dernier, normal au niveau de sa partie initiale, se trouvait rétréci vers la partie terminale. Après un trajet de 6 centimètres, il venait s'ouvrir au niveau d'une fente verticale située à 2 cent. 1/2 en avant de l'anus et reliée au pubis par une peau normale. L'urèthre s'ouvrait à travers la paroi vaginale à 1 centimètre au-dessus de l'orifice extérieur du vagin.

Schneider a fait l'autopsie d'une enfant, dont les organes génitaux internes étaient régulièrement conformés. Le vagin, assez étroit, allait du col de l'utérus à une vulve presque imperforée située au-dessous d'un clitoris long de 3 centimètres, assez semblable à un pénis, mais se terminant par un gland sans ouverture. L'urèthre était représenté par un petit conduit reliant la vessie au vagin.

*
* *

Dans certains cas, où à l'appareil féminin interne complet s'ajoute un appareil masculin interne également complet, l'on voit le vagin recevoir non seulement l'urèthre, mais aussi les canaux déférents, et ce dernier fait n'a rien d'étonnant lorsqu'on se rappelle que normalement chez le mâle les canaux éjaculateurs débouchent sur les côtés du verumontanum.

Cette disposition s'est rencontrée chez un jeune Gibbon étudié par HARLAN. A deux ovaires étaient annexés deux trompes, un utérus parfait, ainsi qu'un vagin large et sillonné par des raies transversales. Deux testicules, qui paraissaient complètement formés et constituaient deux saillies inguinales obliques, étaient suivis de leurs épididymes et de leurs canaux déférents, mais ceux-ci n'avaient point de vésicules séminales. Le vagin recevait non seulement l'urèthre, mais aussi les canaux déférents. Entre les petites lèvres imparfaites était tendue une membrane vulvaire mince qui, fermant l'orifice extérieur du vagin, allait transformer en canal la gouttière située sur le tiers postérieur de la face inférieure du phanère génital, long de 3 centimètres. A la suite de ce canal se trouvait une rainure profonde qui allait se terminer au-dessous d'un gland imperforé.

*
* *

Il peut également arriver que le vagin et l'urèthre s'ouvrant à l'extérieur par deux orifices distincts, ainsi que cela est normal chez la Femme, le vagin reçoive les canaux déférents.

Telle est la disposition qui fut observée par Tardieu chez un individu dont le testicule droit seul était complètement descendu. Au-dessous d'un pénis rudimentaire s'ouvrait l'orifice uréthral. Au-delà de cet orifice venait un infundibulum simulant un vagin et dans lequel débouchaient deux canaux éjaculateurs. Ceux-ci étaient munis de leurs vésicules séminales et contenaient du sperme.

*
* *

Lorsque la fente vulvaire persiste chez le mâle, le pénis, imperforé et comparable à un clitoris plus ou moins développé, est creusé en gouttière sur sa face inférieure. Au-dessous de cette gouttière débouchent deux orifices superposés, dont le supérieur représente le méat urinaire, tandis que l'inférieur répond à la terminaison d'un vagin ou, tout au moins, d'un cul-de-sac vaginal. En outre, les testicules se trouvent logés dans les lèvres scrotales (ou vulvaires).

M. Pozzi nous a fait connaître un sujet dont le pénis, long de 3 centimètres, se terminait par un gland imperforé. De ce gland partait une bride occupant la face inférieure du pénis et creusée en son milieu d'une gouttière qui se rendait au méat urinaire. Cette bride allait se continuer avec la lame vestibulaire des petites lèvres, dont la lame cutanée allait former le prépuce. Le méat urinaire, situé au-dessous de la racine du pénis, était sus-jacent à un hymen complet suivi d'un vagin long de 7 centimètres, mais dépourvu d'utérus. Enfin les grandes lèvres contenaient chacune un testicule.

*
* *

Mais les lèvres vulvaires ou scrotales ne contiennent pas toujours les deux testicules.

Dans un cas observé par TARDIEU et que nous avons fait connaître plus haut, le testicule droit était complètement descendu, tandis que le gauche n'avait subi qu'une descente incomplète.

ETIENNE GEOFFROY-SAINT-HILAIRE a décrit une Chèvre, dont le pénis imperforé et très saillant était muni d'un prépuce très développé. Au-dessous de ce pénis était une fente vulvaire limitée par deux replis latéraux en forme de lèvres. Au fond de cette fente étaient deux larges orifices placés l'un au-dessus de l'autre. Le supérieur représentait le méat urinaire et l'inférieur l'ouverture vaginale. Selon l'état normal des Ruminants, le vagin se continuait avec un utérus bicorne. Les trompes de Fallope manquaient presque complètement. Elles n'étaient représentées que par des petits canaux très courts et aveugles (canaux déférents) suivis eux-mêmes des épididymes et des testicules. Le testicule et l'épididyme droits, entièrement normaux quant à leur structure, avaient franchi l'anneau inguinal et formaient une petite tumeur au niveau de l'aîne. Le testicule et l'épididyme gauches, dont la structure était loin d'être normale, étaient restés contenus dans l'abdomen.

Chez Joséphine Badré, étudiée par Dugès et Toussaint, on ne sentait, sous la peau des lèvres vulvaires, rien qui ressemblât aux testicules.

Sur un Chien adulte déjà cité plus haut, observé par Mayer, les testicules plus petits qu'à l'ordinaire et d'une structure un peu imparfaite étaient contenus dans l'abdomen.

Larrey décrit un sujet, au pénis rudimentaire et imperforé et au scrotum divisé, qui fut d'abord pris pour une femme, les grandes lèvres étaient absolument dépourvues de testicules. Mais plus tard le pénis augmenta de volume et les testicules descendirent aux anneaux.

INDEX BIBLIOGRAPHIQUE PAR ORDRE ALPHABÉTIQUE

ANTHROPOLOGIE. — Cas singulier d'hermaphrodisme. Revue, p. 376, 1881.

BALBIANI. — Leçon sur la génération des vertébrés.

BEAUREGARD. — Contribution à l'étude des organes génito-urinaires. Thèse de Paris, 1877.

BUDIN. — Recherches sur l'hymen et l'orifice vaginal (Société de biologie, Progrès médical, 1879).

BUFFON. — Manière d'étudier l'histoire naturelle. Œuvres, t. I.

CUVIER. — Nouvelles annales du Muséum, t. I. — Leçons d'anatomie comparée.

CRECCHIO (LUIGI DE).—Traduction in Ann. d'hygiène, t. XXV, 1886.

DEBIERRE. — Thèse d'agrégation. Paris, 1883.

DUVAL (MATHIAS). — Hermaphrodisme. Revue scientifique, p. 55, 9 juillet 1881.

DEBRAND. — Des rétrécissements du conduit vulvo-vaginal ou voies génitales antérieures. Paris, 1884.

DICTIONNAIRE ENCYCLOPÉDIQUE. — Articles : Cloisonnement. — Urèthre. — Utérus. — Hermaphrodisme, etc.

DUPONT. — Etude sur le développement des organes génito-urinaires. Thèse de Paris, 1877.

ETIENNE. — De l'urèthre de la femme et de la portion membraneuse de l'homme. Thèse Nancy, 1879-1880.

GEGENBAUR. — Anatomie comparée.

GIRALDÈS. — Bulletin de la Société anatomique, t. XIV.

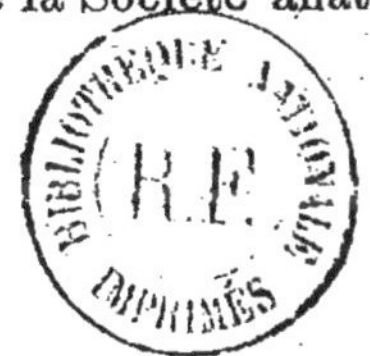

GUINARD (A.). — Comparaison des organes génitaux externes dans les deux sexes. Thèse d'agrégation : Paris, 1886.

GUYON. — Thèse d'agrégation, 1863.

HEPPNER de St-Pétersbourg. — Traduction. Gazette médicale de Paris, 1872.

HERMANN (G.). — Sur la structure et le développement de la muqueuse anale. Journal de l'anatomie de Robin, p. 434, juillet 1880.

HŒKEL. — Anthropogénie.

HOLMES. — Traité des maladies chirurgicales des enfants, 1870.

HUXLEY. — Anatomie comparée des Vertébrés.

IMBERT (G.). — Développement de l'utérus et du vagin (Doin), 1883.

KÖLLIKER. — Embryologie.

LANDOWSKI. — Utérus et vagin double sur le vivant. Anthropologie, p. 285, 20 mai 1886.

LARREY. — Bulletin Société de chirurgie, 1859.

MAGITOT. — Nouveau cas d'hermaphrodisme. Gazette des hôpitaux, p. 548, 1881.

MAGNAN. — Trois cas de conformation vicieuse, etc. Anthropologie, p. 88, 17 février 1889.

MARC. — De l'hermaphrodisme. Dictionnaire des sciences médicales, 1817.

MILNE-EDWARDS. — Anatomie et physiologie comparée, t. IV.

MOLLIÈRE (de Lyon). — Gaz. des hôpitaux, 1880.

MORTILLET (Ad. de). — Jeune hermaphrodite. Anthropologie, p. 650, 1885.

PÉAN. — Hermaphrodisme masculin complexe. Gazette des hôpitaux, p. 105, 2 février 1884.

PETIT. — Union médicale, 1879.

PELLETIER. — Thèse de Lyon, 1881.

PICQUÉ (L). — Encyclopédie internationale de chirurgie.

POZZI. — De la bride masculine du vestibule chez la femme, Mémoires Biologie, p. 21, 1884.

— Pseudo-hermaphrodite mâle, Biologie, p. 42, 26 janvier 1884.

POZZI.— De l'origine de l'hymen, Biologie, 16 février 1884.

— Homme hypospade. Annales de gynécologie, avril 1884.

— Deux nouveaux cas de pseudo-hermaphrodisme. Biologie, Mémoires, 6e série, t. II, p. 23, 1885.

PUECH. — Du cloaque uro-génital. Montpellier médical, janvier 1888.

RETTERER et ROYER. — Note sur un cas d'hypospodias chez un chien. Biologie, p. 644, 12 novembre 1887.

ROKITANSKY. — Traduit in Union médicale, t. VI, 1868.

SECHEYRON. — Des abouchements anormaux de l'urèthre à la vulve. Gaz. des hôp., 1887.

SICARD, (Henri). — Eléments de zoologie.

SAINT-HILAIRE (Etienne-Geoffroy).— Philosophie anatomique.

— (Isidore-Geoffroy). — Histoire des anomalies et de monstruosités.

TILLAUX. — Gazette des hôpitaux, 1887.

TARDIEU. — De l'identité dans ses rapports avec les vices de conformation des organes génitaux, 1872.

TOURNEUX. — Développement : Utérus et vagin. Biologies p. 46, 26 janvier 1884.

— Vagin mâle chez le fœtus humain. Biologie, p. 807, 24 décembre 1887.

— Développement de la verge et du gland. Biologie, p. 604, 29 octobre 1887, p. 633, 5 novembre 1887.

— Développement du prépuce. Biologie, p. 551, 6 août 1887.

WERTHEIMER. — Structure et développement des organes génitaux externes de la femme. Journal de l'anatomie de Robin et Pouchet, p. 551, 1883.

VICQ D'AZYR. — Œuvres, t. IV.

Paris. - Typ. A. PARENT, A. DAVY, successeur, imp. de la Fac. de méd., 52, rue Madame et rue Corneille, 3.

ZOOLOGIE ET ANTHROPOLOGIE

BÉRENGER-FÉRAUD (L.-J.-B.), médecin en chef de la marine. **La Race provençale.** Caractères anthropologiques, mœurs, coutumes, aptitudes, etc., et ses peuplades d'origine. 1 vol. in-8 de 400 pages .... 8 fr.

CORRE (A.), professeur agrégé à l'École de Brest. — **La Mère et l'Enfant dans les races humaines.** In-18 de 300 pages, avec figures dans le texte .... 3 fr. 50

DICTIONNAIRE DES SCIENCES ANTHROPOLOGIQUES, *Anatomie, Craniologie, Archéologie préhistorique, Ethnographie (Mœurs, Lois, Arts, Industrie), Démographie, Langues, Religions.* Publié sous la direction de **MM. A. Bertillon, Coudereau, A. Hovelacque, Issaurat, André Lefèvre, Ch. Letourneau, de Mortillet, Thulié et E. Véron.**

Avec la collaboration de MM. BELLUCI, J. BERTILLON, BORDIER, L. BUCHNER, A. DE LA CALLE, CARTHAILLAC, CHANTRE, CHERVIN, CHUDZINSKI, COLLINEAU, Mathias DUVAL, KELLER, KUHFF, LABORDE, J.-L. DE LANESSAN, MANOUVRIER, P. MANTEGAZZA, MONDIÈRE, PICOT, POZZI, GIRARD DE RIALLE, Mme Clémence ROYER, DE QUATREFAGES, SALMON, SCHAAFHAUSEN, TOPINARD, VARAMBEY, Julien VINSON, Carl VOGT, ZABOROWOSKI, etc., etc.

Première partie (**A-H**) *livraisons* 1 *à* 12. — 1 beau vol. petit in-4 de 500 p. imprimé à deux colonnes, avec de nombreuses figures dans le texte. 15 fr.

Les livraisons 13 à 21 (**H-S**) — commençant la 2e partie, sont parues. Prix de chaque livraison .... 1 fr. 25

L'ouvrage sera complet en 24 livraisons.

HOVELACQUE (Abel). — **Les débuts de l'humanité. L'homme primitif contemporain.** In-18 de 336 pages, avec 40 figures dans le texte .... 3 fr. 50

HUXLEY (Th.), secrétaire de la Société royale de Londres et MARTIN (H.-N.). — **Cours élémentaire et pratique de Biologie,** traduit de l'anglais par F. PRIEUR. 1 vol. in-18 de 400 pages .... 4 fr.

LANESSAN (J.-L. de). — **Manuel de Zootomie,** guide pratique pour la dissection des animaux vertébrés et invertébrés à l'usage des étudiants en médecine, des écoles vétérinaires et des élèves qui se préparent à la licence ès sciences naturelles, par AUGUST MOJSISOVICS ELDEN VON MOSJVAR, privat-docent de zoologie et d'anatomie comparée à l'Université de Gratz. Traduit de l'allemand et annoté par J.-L. DE LANESSAN. 1 vol. in-8 d'environ 400 p. avec 128 figures dans le texte .... 9 fr.

LANESSAN (J.-L. de). — **Le Transformisme. Évolution de la matière et des êtres vivants** 1 fort vol. in-18 de 600 pages, avec figures dans le texte .... 6 fr.

PHILIPPON (Gustave), ex-professeur d'Histoire naturelle au Lycée Henri IV. — **Cours de zoologie, l'homme et les animaux,** rédigé suivant les nouveaux programmes, pour les lycées et collèges, et à l'usage des Ecoles normales primaires. Un joli volume in-18 cartonné toile, de 500 pages, avec 300 figures dans le texte .... 4 fr. 50

RAY-LANKESTER (E.), professeur de zoologie et d'anatomie comparée à l' « University college » de Londres. — **De l'embryologie et de la classification des animaux.** 1 vol. in-18 de 107 pages, avec 37 figures hors texte .... 1 fr. 50

ROCHEBRUNE (A.-T. de), aide naturaliste au Muséum d'histoire naturelle de Paris. — **Iconographie élémentaire du règne animal,** comprenant la figure et la description des types fondamentaux, représentant chacune des grandes classes zoologiques et de ceux des races domestiques.

Prix de chaque série de dix planches en huit et dix couleurs .... 1 fr. 25

Les séries 1 à 10 sont en vente (novembre 1888). L'ouvrage sera publié en 60 séries au moins.

TELLIER (Louis). — **L'instinct sexuel chez l'homme et chez les animaux.** 1 vol. in-18 de 300 pages .... 3 fr. 50

VÉRON (Eugène). — **Histoire naturelle des Religions.** — Animisme. — Religions mères. — Religions secondaires. — Christianisme. — 2 vol. in-18 formant 700 pages .... 7 fr.

WAGNER (Moritz). — **De la formation des espèces par la ségrégation,** traduit de l'allemand. 1 vol. in-18 .... 1 fr. 50

Paris. — Typ. A. DAVY, 52, rue Madame et rue Corneille 3.

www.ingramcontent.com/pod-product-compliance
Ingram Content Group UK Ltd.
Pitfield, Milton Keynes, MK11 3LW, UK
UKHW020156200726
13856UKWH00003B/1022